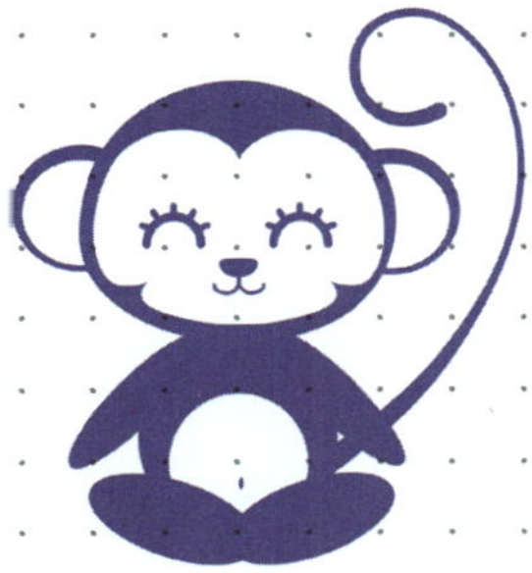

ALTRI LIBRI PUBBLICATI DA MACRO

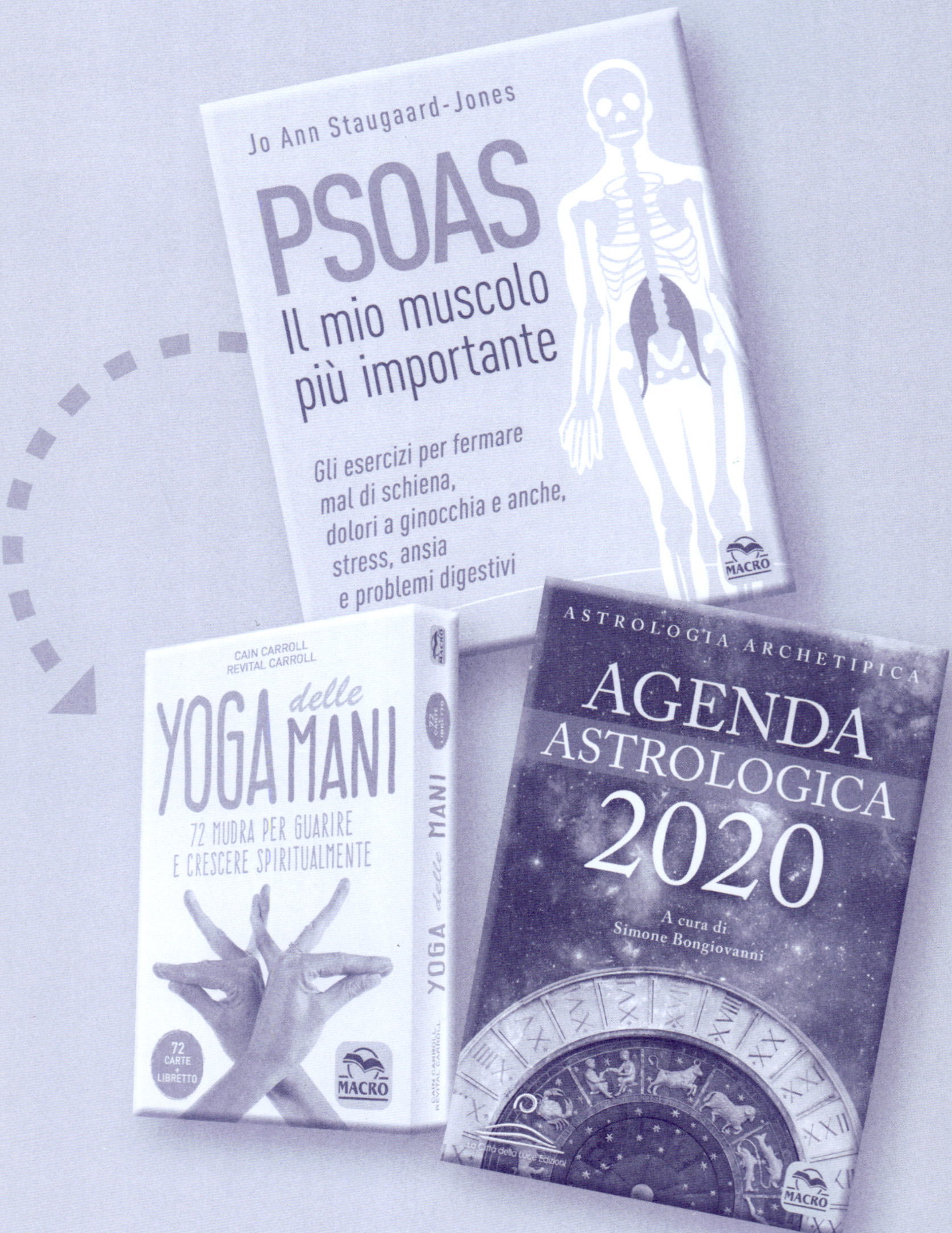

La Scimmia Yoga

IL DIARIO DELLA PRATICA

di

Sara Bigatti

e John Kraijenbrink

MACRO

Cesena • Paris • Montréal • Barcelona • Madrid • Santiago de Chile • Ciudad de México

www.gruppomacro.com

Il CISE, Centro per l'Innovazione e lo Sviluppo Economico,
ha attribuito al Gruppo Macro, il marchio di Impresa Etica

AVVERTENZA

Il Gruppo Macro non dispone di notizie o dati diversi da quelli qui pubblicati. Le informazioni scientifiche, sanitarie, psicologiche, dietetiche e alimentari fornite nei nostri libri non comportano alcuna responsabilità da parte dell'editore circa la loro efficacia e sicurezza in caso di utilizzo da parte dei lettori. Ognuno è tenuto a valutare con buonsenso e saggezza il percorso psicologico, curativo e nutrizionale più appropriato. Ognuno è tenuto ad assumere tutte le informazioni necessarie, confrontando rischi e benefici delle diverse terapie e regimi dietetici disponibili.

Il Gruppo Macro mantiene e sviluppa la sua attenzione verso l'ambiente e lo fa con modalità sempre più concrete, coerenti e sostenibili. Stampiamo i nostri libri, dvd, riviste, cataloghi e depliant in Italia su carta riciclata, utilizzando inchiostri ecologici. Acquistando uno dei nostri prodotti contribuirai a sostenere il progetto della Fattoria dell'Autosufficienza (www.autosufficienza.com), un'isola autosufficiente dal punto di vista alimentare ed energetico che si pone l'obiettivo di sensibilizzare istituzioni, imprese e comunità al fine di rendere sempre più sostenibile la vita sul nostro pianeta. Grazie al suo impegno nell'ottica di un sempre minore impatto ambientale, il Gruppo Macro è riconosciuto da Greenpeace come editore Amico delle Foreste.

Sono più di trent'anni (1987) che "Noi del Gruppo Macro" siamo entusiasti di cercare e selezionare le migliori conoscenze e informazioni aggiornate su scala internazionale per la salute e il benessere dell'umanità e del pianeta. Dal 2010 pubblichiamo e diffondiamo con passione una selezione accurata di titoli di autori italiani e stranieri, per adulti e per bambini, anche in lingua francese (per l'Europa e il Canada) e spagnola (per la Spagna e il Sud America), offrendo così la massima diffusione di riflessioni, studi e ricerche a vantaggio di un pubblico internazionale sempre più ampio e affezionato.

Scopri il nostro catalogo internazionale e tutte le nostre novità in lingua italiana, francese e spagnola visitando i nostri siti:
• www.gruppomacro.com (IT) • www.macroeditions.com (FR) • www.macroediciones.com (ES)

Per maggiori informazioni su quest'autore e sulla stessa collana
visitate il nostro sito **www.gruppomacro.com**

Traduzione	Arianna Lenzi
Revisione	Cinzia Picchioni
Coordinamento grafico e copertina	Roberto Monti
Impaginazione	Gloria Riceputi
Stampa	Tipografia Lineagrafica, Città di Castello (PG)

Collana "Tecniche Corporee"
I edizione settembre 2019

un marchio del Gruppo Macro
Via Giardino 30, 47522 Cesena (FC)

ISBN 978-88-9319-920-9

SUSTAINABLE WOOD FOREST
La cellulosa utilizzata per la produzione della carta su cui sono stati stampati gli interni di questo libro proviene da foreste amministrate.

ECF CARING FOR NATURE
La cellulosa utilizzata per la produzione della carta su cui sono stati stampati gli interni di questo libro è sbiancata senza utilizzo di cloro (ECF). Questa carta è riciclabile.

Gli inchiostri utilizzati per stampare questo libro non contengono composti organici volatili, sono esenti da oli minerali e sono con base vegetale, ambientalmente compatibile.

Introduzione

Lo yoga è un viaggio: un viaggio attraverso la vita, un viaggio verso una versione migliore di noi stessi, un viaggio verso una maggiore consapevolezza. È questa la vera ragione per cui saliamo sul tappetino da yoga ogni giorno.

Ci auguriamo che questo diario sia per te anche un diario di viaggio. In esso troverai suggerimenti, meditazioni, *asana* e brevi sequenze. Si tratta solo di consigli, di idee con cui giocare o da mettere nel cassetto per un po'. Fanne l'uso che preferisci, perché questo è il *tuo* viaggio.

Il diario è diviso in 13 cicli di 28 giorni, oltre a una "giornata fuori dal tempo", per un totale di 365 giorni. A ogni ciclo è associata una posizione, da ripetere per 28 giorni, e all'inizio di ogni settimana del ciclo proponiamo un'*asana* e una breve sequenza. Le posizioni delle settimane ti aiuteranno a entrare nella posizione del ciclo o a eseguirla con maggior facilità. Ti suggeriamo di mantenere ogni posizione per almeno 5 respirazioni complete. Le sequenze proposte non costituiscono una pratica completa, ma puoi inserirle nella tua pratica quotidiana (ripetendole una o due volte). Se decidi di eseguirle da sole, ricordati sempre di fare prima qualche esercizio di riscaldamento, come ad esempio il Saluto al Sole. Il nostro fisico ha bisogno di calore per potersi allungare in maniera sicura e un insieme di pratiche diverse – intensa, semplice, flessioni in avanti, estensioni indietro – è la cosa migliore: aiuta il corpo e la mente a svilupparsi in modo armonioso. Assicurati sempre di lavorare sui due lati del corpo, anche se le descrizioni e le foto sono solo su un lato. All'inizio di ogni ciclo troverai anche un disegno con tanti spazi bianchi. Colora uno spazio per ogni giorno in cui hai praticato.

Ogni ciclo include anche un *pranayama* (esercizio di respirazione) e una meditazione. In fin dei conti lo yoga non è questione di flessibilità corporea, ma di flessibilità mentale, e una mente calma è una mente felice.
Ultimo consiglio, ma non meno importante: impegnati a praticare ogni giorno. Non puntare alla perfezione. Siamo tutti fatti in modo diverso, i nostri corpi hanno limiti diversi, capacità diverse, il che influisce sul modo in cui esegui le *asana*. Alcune potrebbero essere facili, altre difficili e altre ancora impossibili per il modo in cui è fatto il tuo corpo.

Siamo ben lontani dall'essere perfetti nella nostra pratica di *asana*, ma la perfezione non è il nostro scopo; la felicità è il nostro scopo, e speriamo sia anche il tuo.

Buon viaggio!

Sara Bigatti

John Kraijenbrink

Ciclo 1

Ahimsa

non-violenza

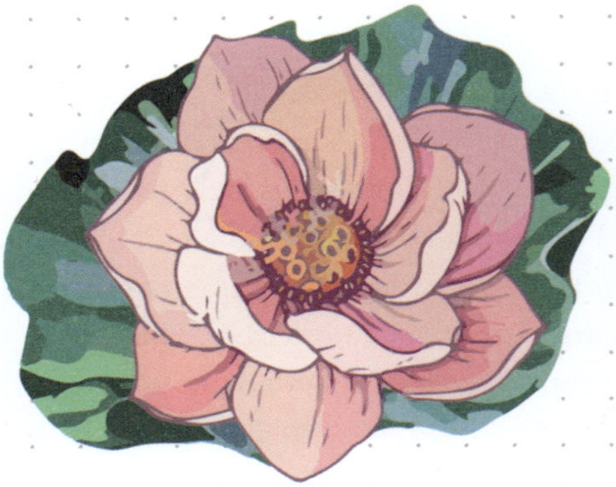

Lo yoga è una via che ci porta alla felicità, una via che inizia con *Ahimsa*, la non-violenza. Riusciamo a capire abbastanza facilmente come essere non violenti con gli altri, ma nei confronti di noi stessi? Sei non-violento nei confronti del vero te stesso?
Non si tratta di autolesionismo, cosa che non si dovrebbe mai fare, ma di qualcosa di più. Essere non violenti è un atteggiamento che interessa anche la sfera mentale e comportamentale.
Non vivere la vita che vorresti è una forma di violenza verso te stesso. Fare un lavoro che non ti rende felice, per esempio, è una violenza nei confronti di te stesso. E quanto sei violento verso il tuo corpo? Mangiare cibo spazzatura è essere violenti. Non muoversi abbastanza è essere violenti. Non prendersi del tempo per se stessi è essere violenti.
E anche essere «troppo gentili» o rimpinzarci di dolci e stare tutto il tempo sul divano è essere violenti. Semplicemente perché il nostro corpo necessita di muoversi, e di un'alimentazione appropriata.
Cambiare abitudini è difficile, soprattutto se ci concentriamo su un obiettivo che sembra molto lontano da dove ci troviamo oggi. Ma ogni viaggio inizia con il primo passo. Concentrati solo su questo. E poi sul secondo passo, il terzo, e così via.
Questo diario può esserti di aiuto lungo il tuo cammino yogico. Può aiutarti a rimanere in carreggiata e guidarti, passo dopo passo. Buon primo passo.

Padmasana

Posizione del Ciclo 1

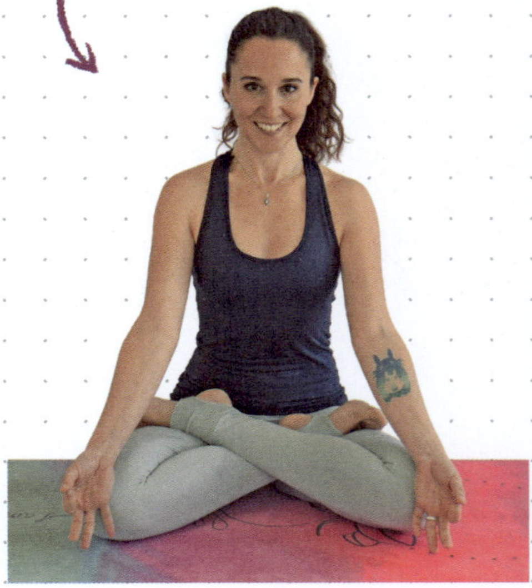

Giorni di pratica

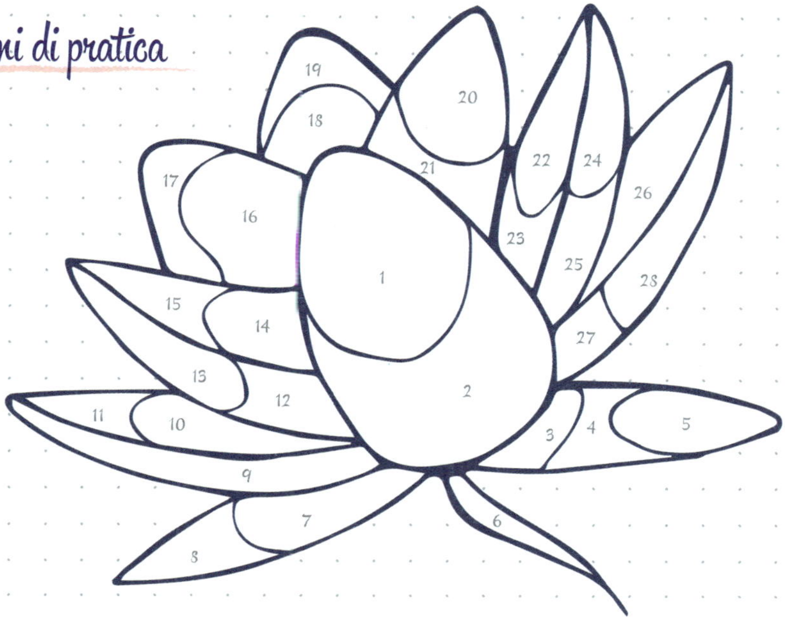

Lo yoga è un viaggio interiore, perché è dentro di noi che risiede la fonte della felicità. Per entrare in noi dobbiamo meditare e studiarci. *Padmasana* è la posizione di meditazione per eccellenza, in quanto ci dona stabilità e una colonna vertebrale eretta. Richiede tuttavia una buona apertura delle anche.

COME ENTRARE NELLA POSIZIONE

Siedi sul pavimento o su un cuscino da meditazione. Tieni la schiena dritta e appoggia ogni piede sulla parte alta della coscia opposta, tenendo i talloni vicini al bacino. Mantieni i muscoli delle caviglie leggermente attivati per evitare di allungare eccessivamente i legamenti. Per meditare, tuttavia, non è necessario stare in *padmasana*. Va bene qualsiasi posizione che mantenga la colonna vertebrale eretta.

“Le mie note”

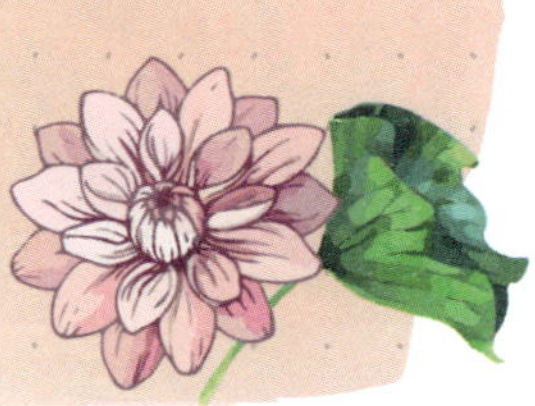

Prima Settimana

Giorno 1

Agnistambhasana

La posizione della statua di fuoco favorisce l'apertura delle anche ed è un allungamento intenso per il piriforme, un muscolo che spesso causa il cosiddetto dolore sciatico. La posizione completa si pratica con una gamba sovrapposta all'altra, come due ceppi nel focolare.

COME ENTRARE NELLA POSIZIONE

La caviglia poggia sul ginocchio opposto. I piedi sono attivi: i talloni premono leggermente verso l'esterno e le dita sono ben distese. In *Agnistambhasana* mantieni il tronco allungato e piegati lentamente in avanti sull'espirazione. Ripeti invertendo la posizione delle gambe. Se senti che le anche o le caviglie ti fanno troppo male, inizia con *sukhasana*, la posizione facile.

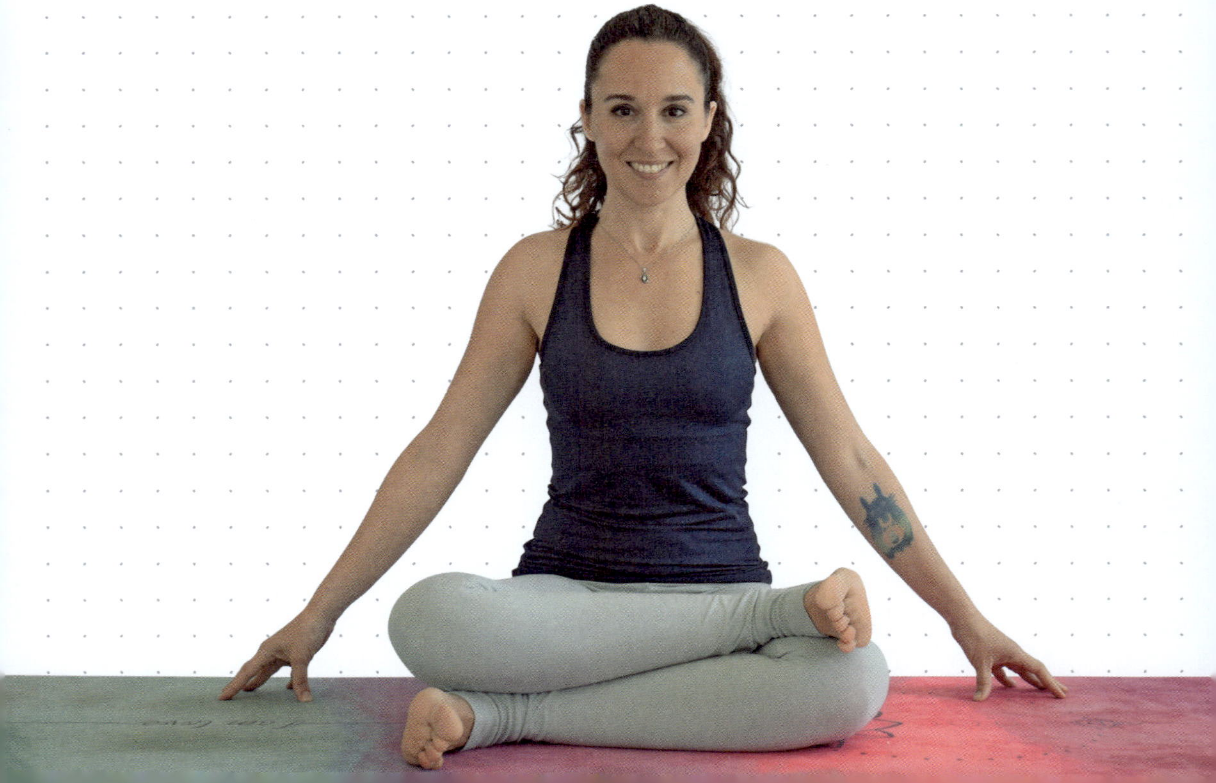

Giorno 2

Sequenza della settimana

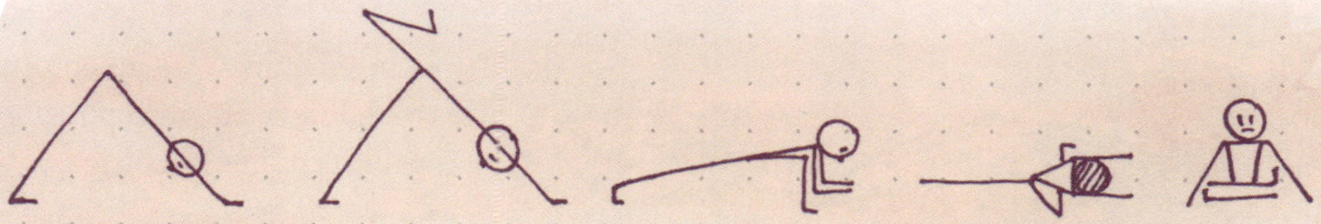

Giorno 3

Colorami!

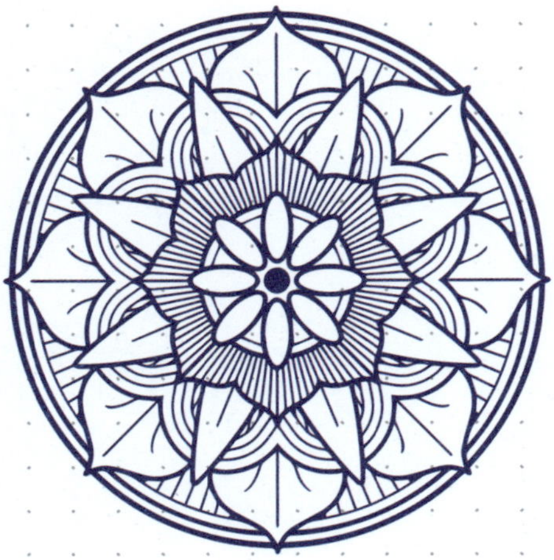

Giorno 4

"

Se vuoi realmente fare qualcosa troverai il modo. Se non vuoi veramente troverai una scusa.

Jim Rohn

DIETRO COSA TI STAI NASCONDENDO?

Giorno 5

Serata cinema

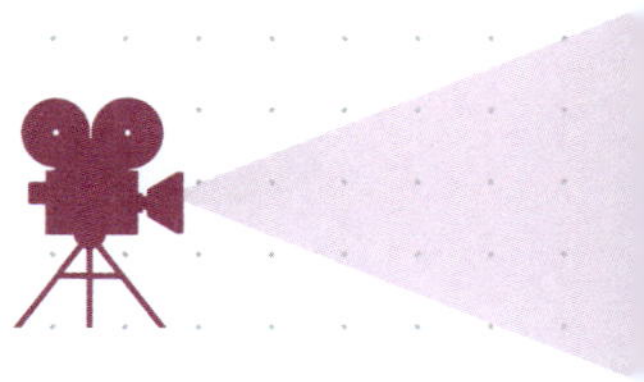

UNA SCOMODA VERITÀ
diretto da
Davis Guggenheim

Giorno 6

Meditazione del ciclo

Medita* sul chakra del cuore appoggiando la mano destra al centro del petto e la sinistra sopra la destra. Senti il ritmo naturale del tuo cuore. Visualizza un loto verde che apre i suoi petali, partendo dal centro del tuo cuore.

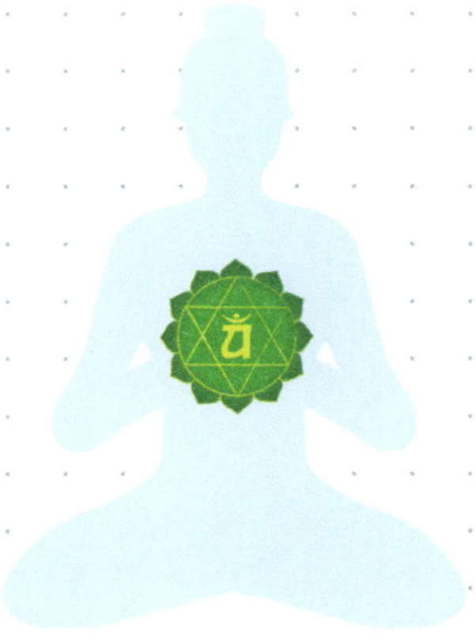

Tutte le meditazioni proposte possono partire da 5 minuti e durare per ore. Cerca di darti obiettivi raggiungibili.

Giorno 7

Tempo dedicato a me

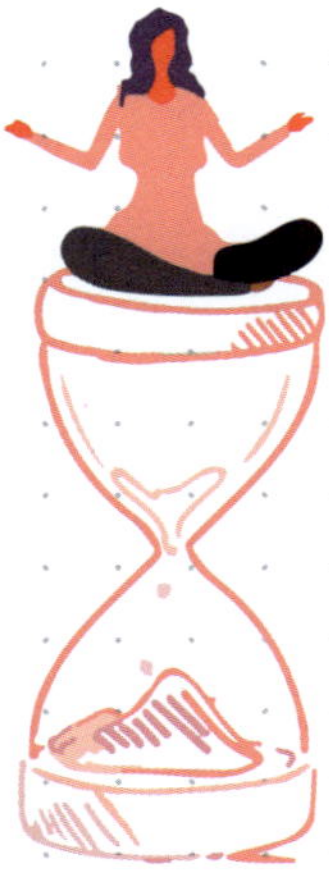

"Le mie note"

Giorno 8

Malasana

La posizione accosciata favorisce l'apertura delle anche. Poiché allunga la zona lombare, spesso dà sollievo in caso di mal di schiena.

COME ENTRARE NELLA POSIZIONE

In posizione eretta porta i piedi alla larghezza delle anche, con le dita rivolte all'esterno a un'angolazione di 30-45 gradi. Lentamente, abbassa il sedere fino a 15-20 centimetri dal pavimento. Congiungi le mani in preghiera e punta i gomiti contro le gambe, nel punto appena più interno rispetto alle ginocchia.

Se hai male alle ginocchia, puoi sistemare un asciugamano arrotolato dietro ogni ginocchio. Se non riesci a portare i talloni a terra, appoggiali su dei mattoncini o degli asciugamani. All'inizio puoi anche mettere un libro sotto il sedere, in modo da riuscire a rilassarti meglio nella posizione.

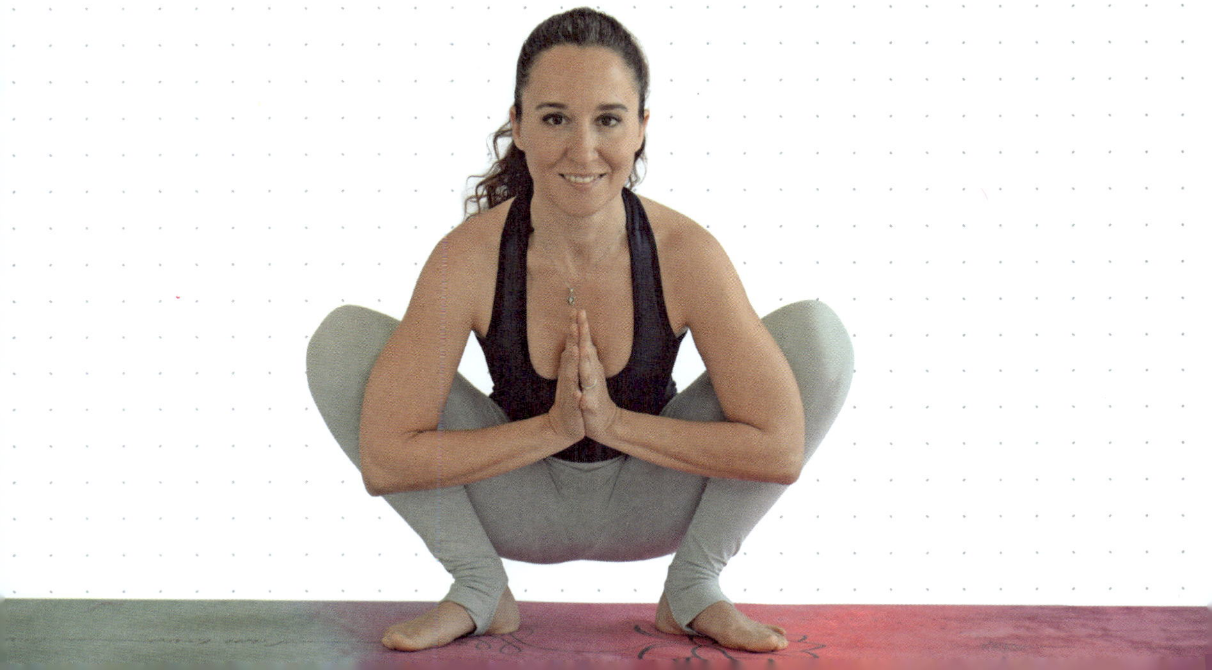

Giorno 9

Sequenza della settimana

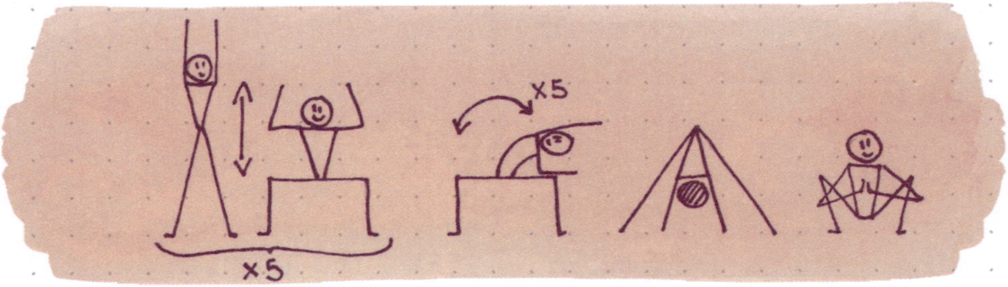

Giorno 10

Danza!

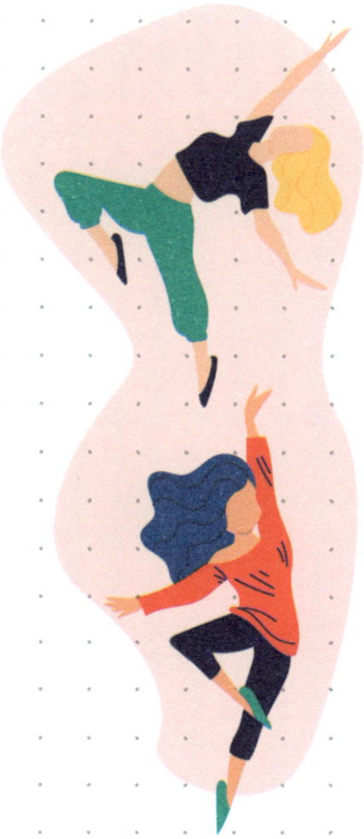

Giorno 11

“

Il conflitto
non può sopravvivere
senza la nostra
partecipazione.

Wayne Dyer

L'AMORE È LA SOLUZIONE.

Giorno 12

Canzone del ciclo

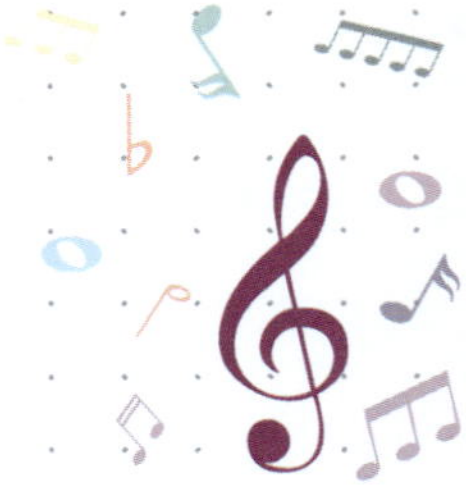

LET LOVE RULE
di Lenny Kravitz

Giorno 13

Sdraiati a terra con un cuscino sotto la parte superiore della schiena in modo da sollevare leggermente il petto. Appoggia entrambe le mani sulla pancia e respira lentamente nell'addome. Fai una serie di 20 respirazioni. Dopo l'ultima inspirazione trattieni il respiro per 10 secondi, quindi espira completamente; se vuoi puoi aprire la bocca per espirare.

Pranayama

Giorno 14

Tempo dedicato a me

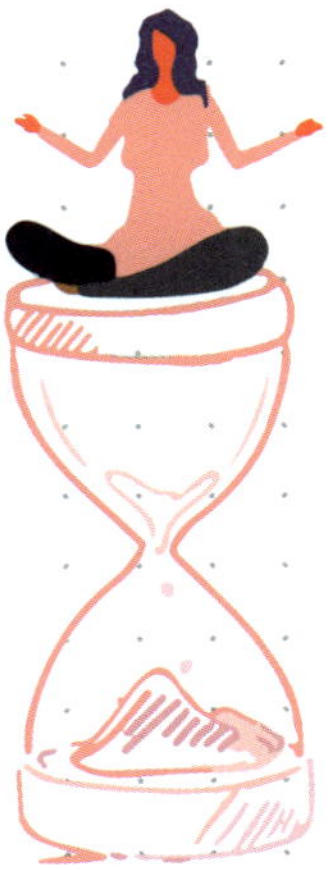

"Le mie note"

Giorno 15

Ardha baddha padmottanasana

Il mezzo loto legato in piedi con flessione in avanti è una posizione che porta numerosi benefici. Favorisce l'apertura delle anche, allunga i muscoli che circondano le ginocchia, migliora l'equilibrio e stimola la digestione, perché la caviglia preme sugli intestini.
La versione completa favorisce anche l'apertura delle spalle.

COME ENTRARE NELLA POSIZIONE

In piedi, piega la gamba destra e portala nel loto. Fai attenzione a mantenere la caviglia leggermente attiva per proteggere i legamenti. Puoi tenerla con la mano sinistra, ma se hai flessibilità avvolgi il braccio destro intorno alla schiena e afferra l'alluce con l'indice, il medio e il pollice. Inspira, apri il petto, espira e piegati in avanti.
Ripeti sull'altro lato.

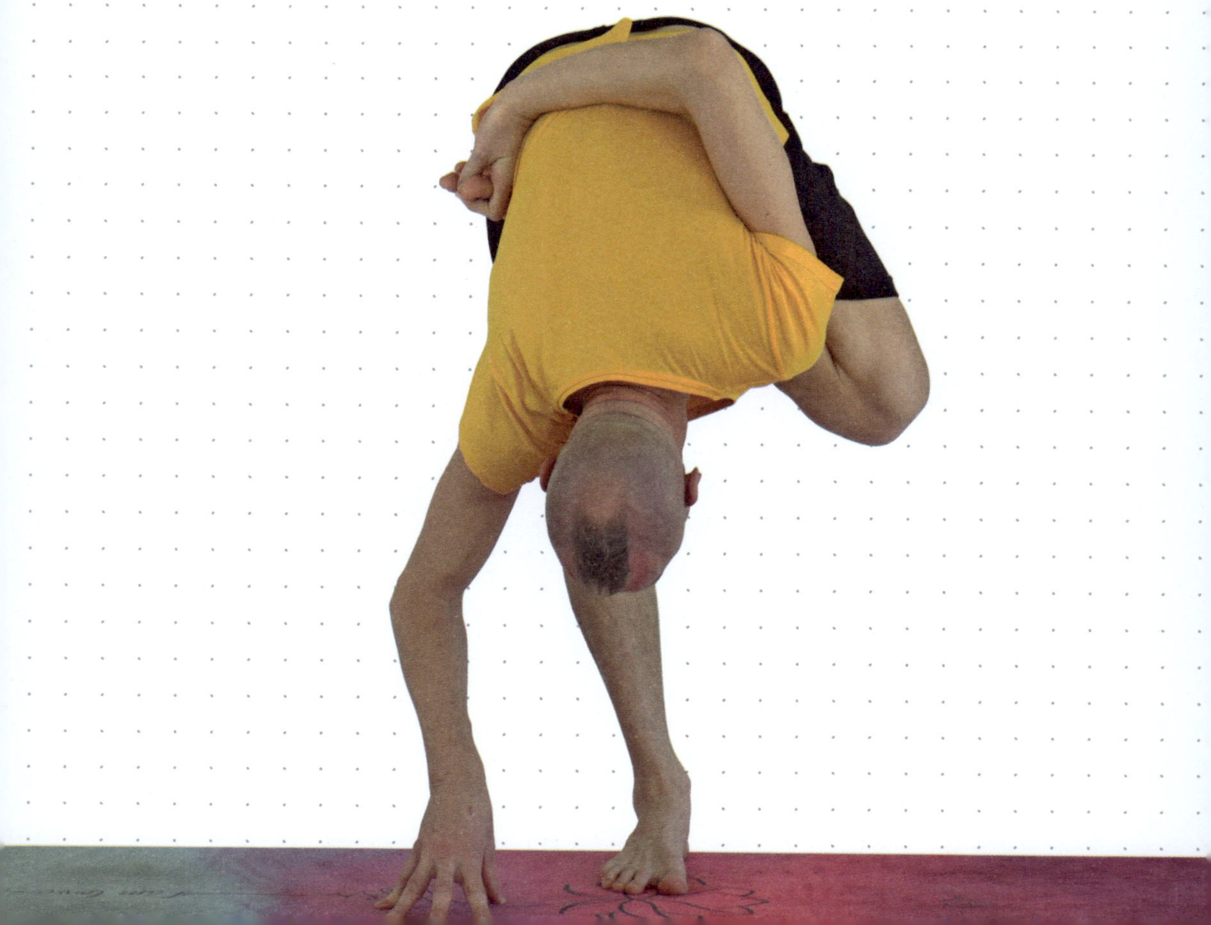

Sequenza della settimana

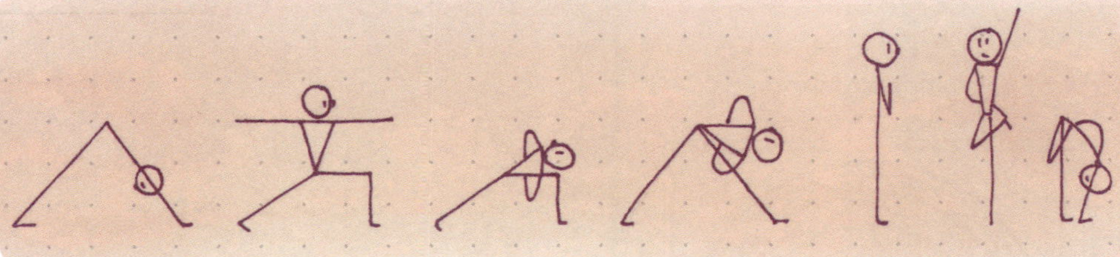

Giorno 17

Colorami!

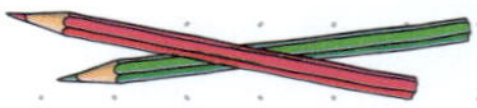

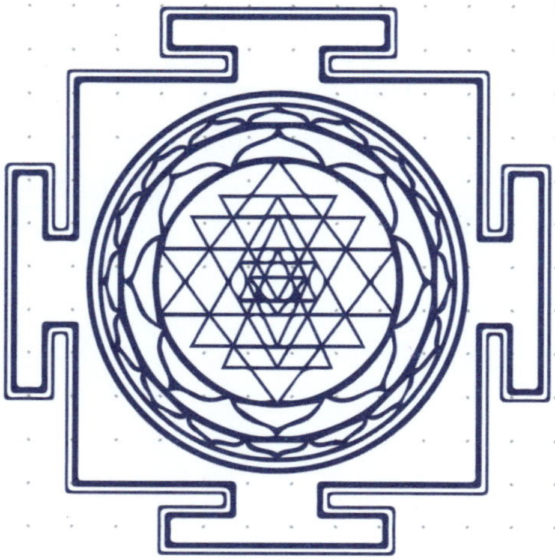

Giorno 18

“Il nostro compito
è quello di dare ai nostri figli
– i cittadini più vulnerabili
in qualsiasi società –
una vita libera
dalla violenza e dalla paura.

Nelson Mandela

QUALE ESEMPIO HAI DATO OGGI
ALLE PERSONE CHE TI CIRCONDANO?

Giorno 19

Libro consigliato

LA FORZA DELLA GENTILEZZA: PENSARE E AGIRE CON IL CUORE FA BENE AL CORPO E ALLO SPIRITO
di Piero Ferrucci

Giorno 20

Meditazione del ciclo

Medita sul chakra del cuore appoggiando la mano destra al centro del petto e la sinistra sopra la destra. Senti il ritmo naturale del tuo cuore. Visualizza un loto verde che apre i suoi petali, partendo dal centro del tuo cuore.

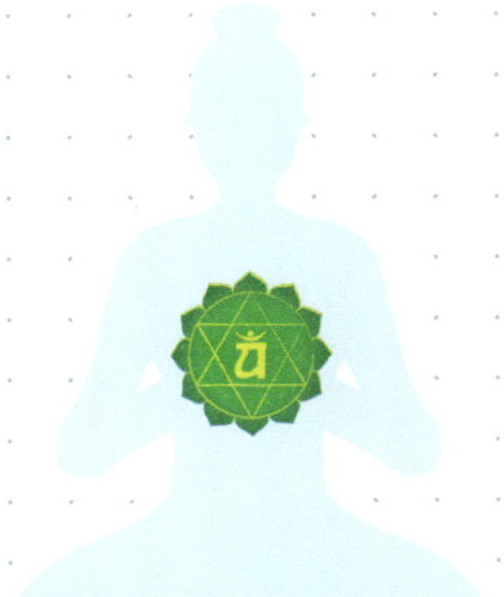

Terza Settimana

Giorno 21

Tempo dedicato a me

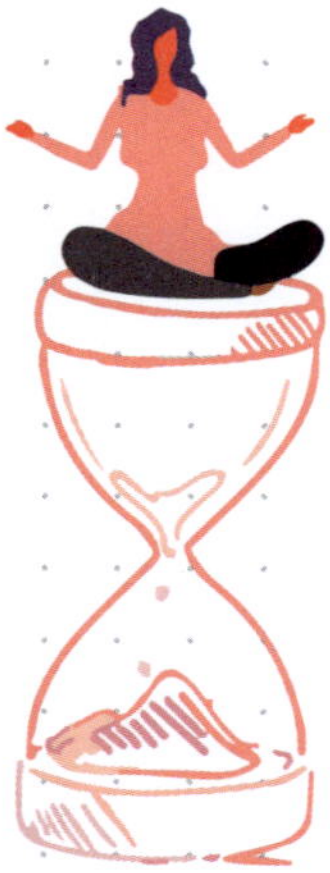

"Le mie note"

Ardha baddha padma paschimottanasana

La flessione in avanti in mezzo loto legato (allungamento intenso del lato posteriore del corpo) è un'altra posizione efficace per aprire le anche e allungare la parte posteriore delle cosce.

COME ENTRARE NELLA POSIZIONE

Da *dandasana* porta il piede destro nel loto con il tallone vicino all'ombelico. Tieni la caviglia leggermente attiva. Il braccio destro è avvolto intorno alla schiena e tiene stretto l'alluce. Se non hai l'apertura delle spalle o non hai il braccio abbastanza lungo, puoi usare una cinghia. Sull'inspirazione allunga il tronco e sull'espirazione piegati in avanti. Fai attenzione a non curvare troppo la colonna vertebrale.

Dovresti sentire l'allungamento nella parte posteriore della coscia. Se lo senti dietro al ginocchio, piegalo leggermente.

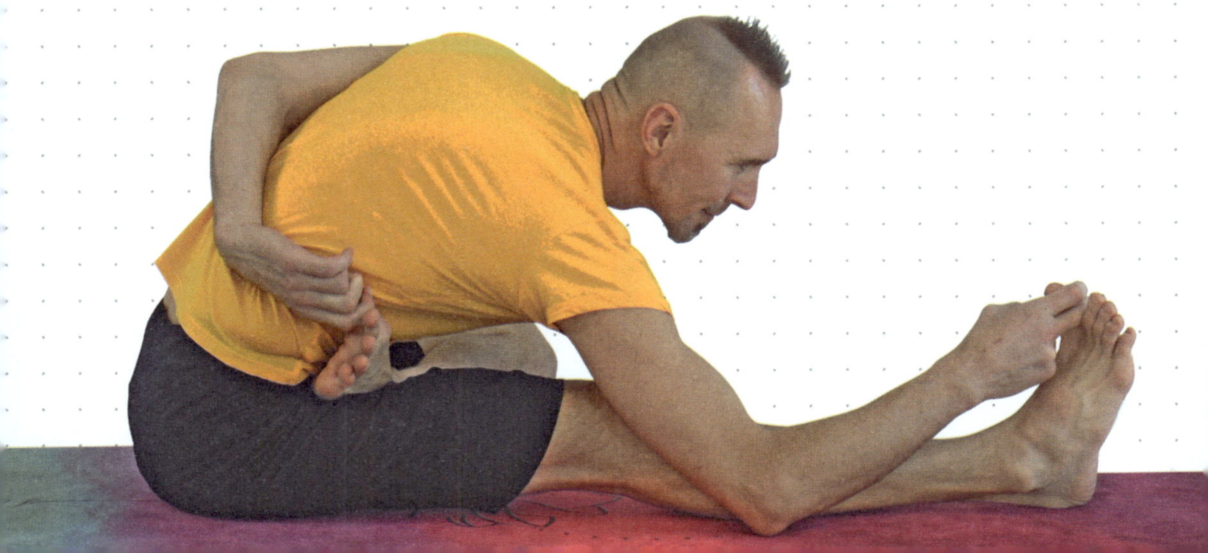

Quarta Settimana

Giorno 23

Sequenza della settimana

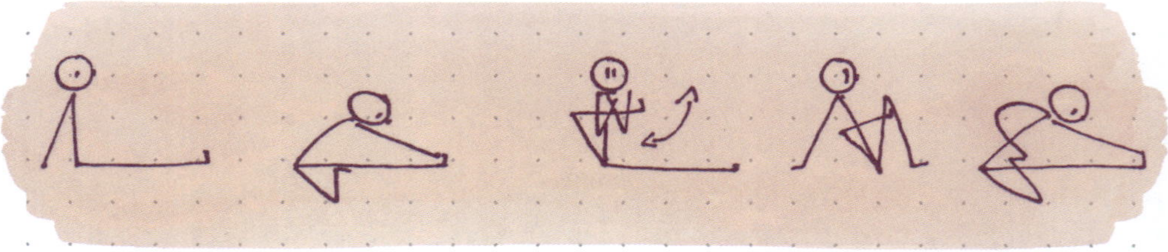

Giorno 24

Sorridi!

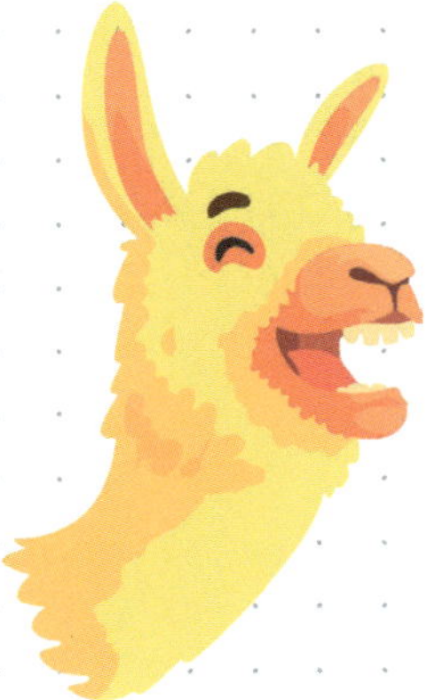

Giorno 25

"

Elevate le parole
non il tono della voce.
È la pioggia
che fa crescere i fiori
non il tuono.

Jalaluddin Rumi

LE PISTOLE NON CONVINCONO LE PERSONE, LE SPAVENTANO.

Giorno 26

Lo sapevi che...

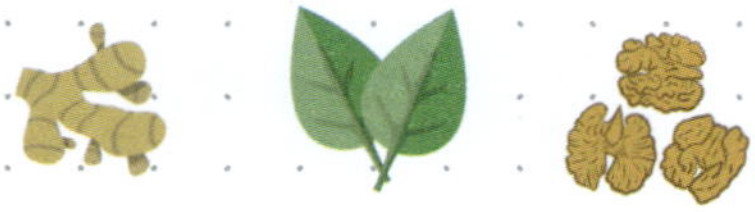

Secondo l'*Ayurveda* (l'antica medicina indiana) il cibo che mangi influisce sulla tua mente. Alcuni alimenti (rajasici) ti rendono aggressivo e ansioso, alcuni ti fanno sentire stanco (tamasici) e altri ti fanno sentire calmo (sattvici). È meglio quindi mangiare cibi che appartengono all'ultimo gruppo: alimenti di stagione, frutta, noci, semi, verdure mature, legumi, fagioli, cereali integrali e spezie fresche come il basilico, il coriandolo, lo zenzero e la curcuma.

Giorno 27

Sdraiati a terra con un cuscino sotto la parte superiore della schiena in modo da sollevare leggermente il petto. Appoggia entrambe le mani sulla pancia e respira lentamente nell'addome. Fai una serie di 20 respirazioni. Dopo l'ultima inspirazione trattieni il respiro per 10 secondi, quindi espira completamente; se vuoi puoi aprire la bocca per espirare.

Pranayama

Giorno 28

Tempo dedicato a me

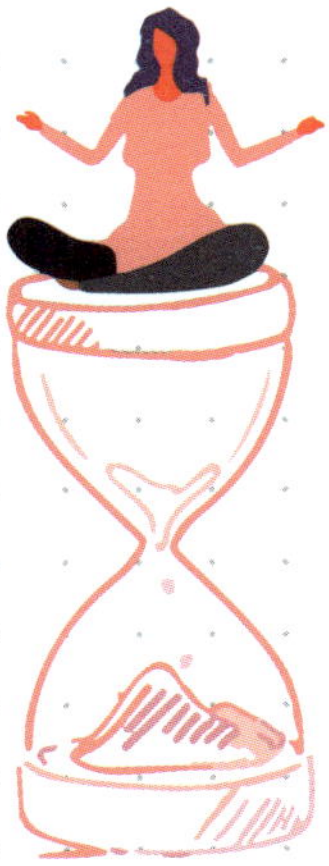

"Le mie note"

Ciclo 2

Satya

sincerità

Ti senti spesso tormentato dai tuoi pensieri? Sei consapevole del fatto che sei tu stesso a crearli? Proprio così: tu e la tua coscienza. È per questo motivo che gli antichi saggi erano molto rigorosi sul fatto di parlare con sincerità. Se non lo facciamo, la nostra coscienza ci tormenterà e perseguiterà con altri pensieri negativi. Possiamo semplificarci la vita essendo onesti o complicarcela mentendo. È tutto nelle nostre mani.

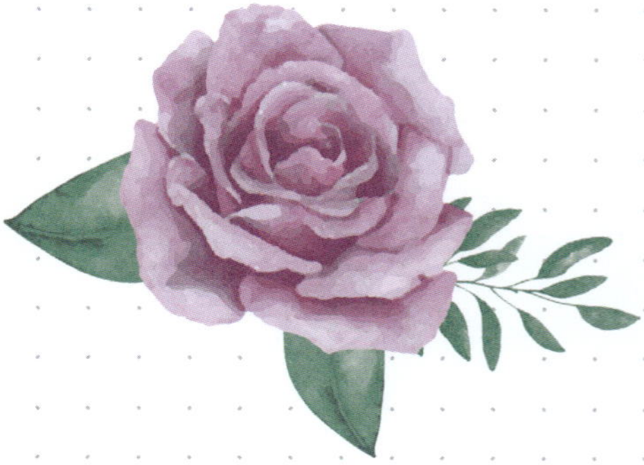

Paschimottanasana

Posizione del ciclo 2

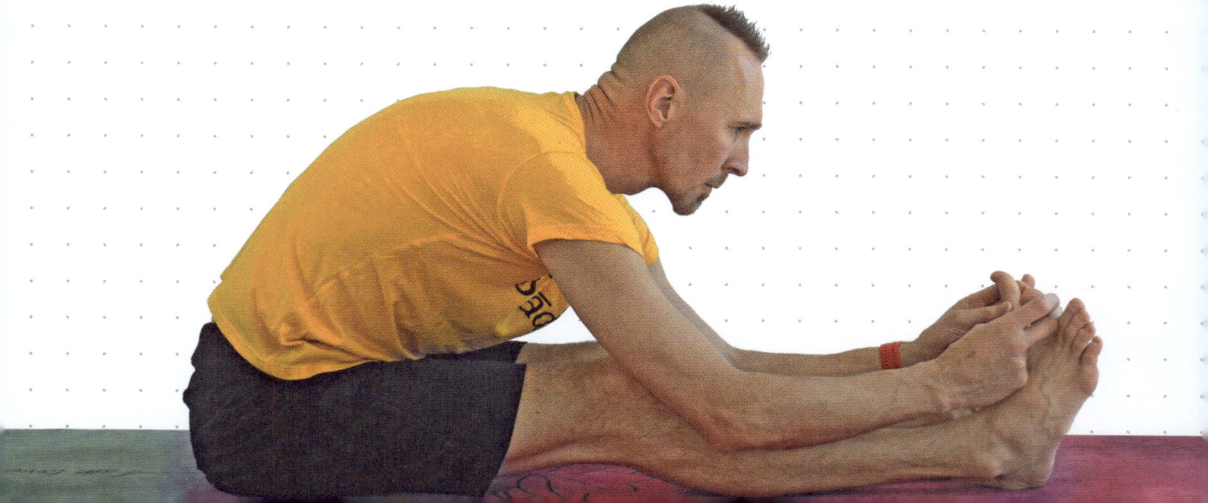

Giorni di pratica

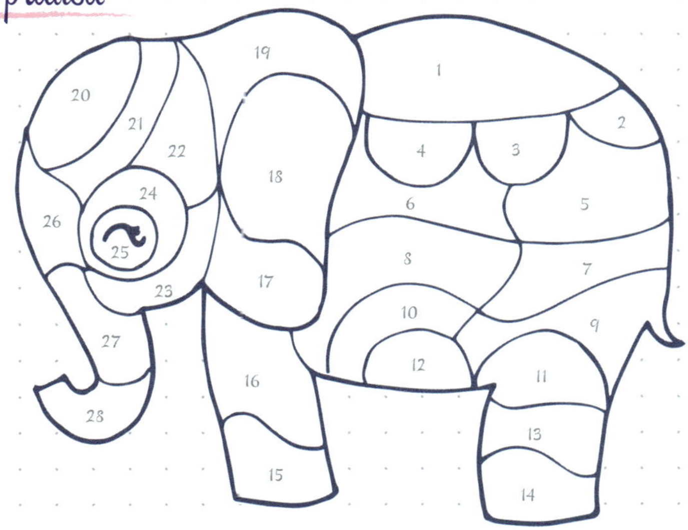

Sei sincero con te stesso e nella tua pratica quotidiana ascolti il tuo corpo? Porti l'attenzione all'interno durante la pratica di *asana*?
Paschimottanasana è la posizione in cui la maggior parte di noi ama mentire un po' a se stesso. Incurviamo eccessivamente la parte alta della schiena per riuscire a toccare le dita dei piedi e/o ad arrivare più in basso. Ci tiriamo in avanti mettendo in tensione le spalle invece di lasciare che la gravità faccia il suo lavoro.

COME ENTRARE NELLA POSIZIONE

Paschimottanasana è una posizione difficile per chi ha rigidità nella parte posteriore delle cosce. Bisognerebbe comunque tenere la colonna vertebrale dritta per evitare una pressione eccessiva sui dischi intervertebrali. Per andare più in profondità nella posizione, è meglio piegare le ginocchia. Pensa a questo: l'addome sulle cosce prima del naso sulle tibie.

"Le mie note"

Pada hastasana

Pada (piedi) *hasta* (mano) questa posizione significa semplicemente piedi sulle mani, l'asana è proprio questo.

COME ENTRARE NELLA POSIZIONE

Divarica i piedi alla larghezza delle anche. Sull'espirazione piegati in avanti dalle anche. Solleva le punte dei piedi e facci scivolare sotto le mani completamente, fino ai polsi. Inspira e allunga la colonna vertebrale, espira e rilassa il tronco e il collo.
Se senti l'allungamento nella parte posteriore delle ginocchia, piegale fino a sentirlo solo dietro le cosce.

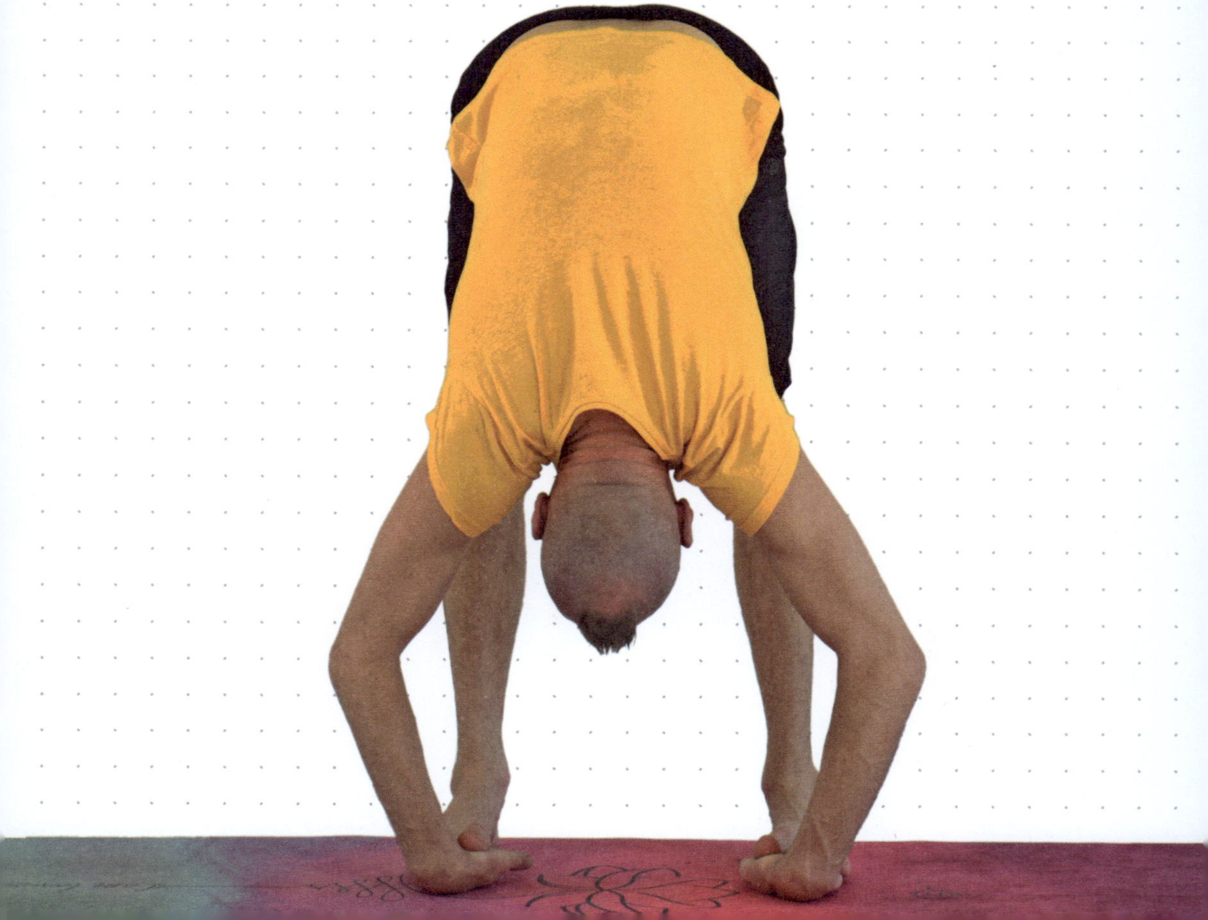

Sequenza della settimana

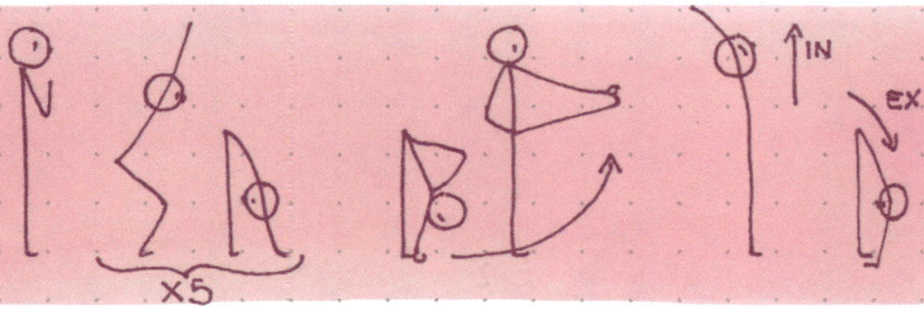

Giorno 3

Colorami!

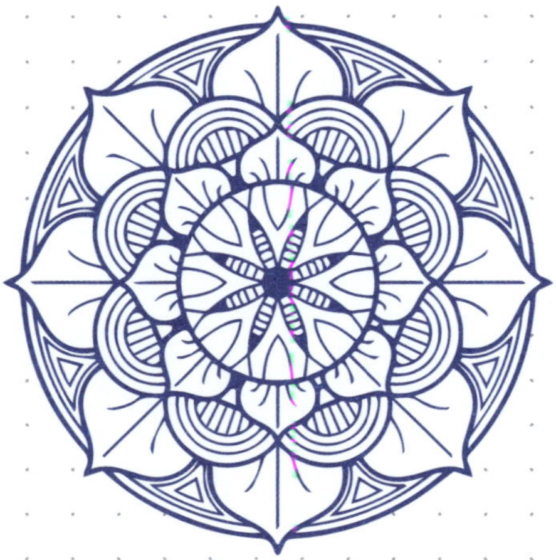

Giorno 4

“Non tutti gli erranti sono perduti.

J.R.R. Tolkien

SE SEGUI LA STRADA DI QUALCUN ALTRO, FINIRAI PER RAGGIUNGERE LA META DI QUALCUN ALTRO.

Giorno 5

Serata cinema

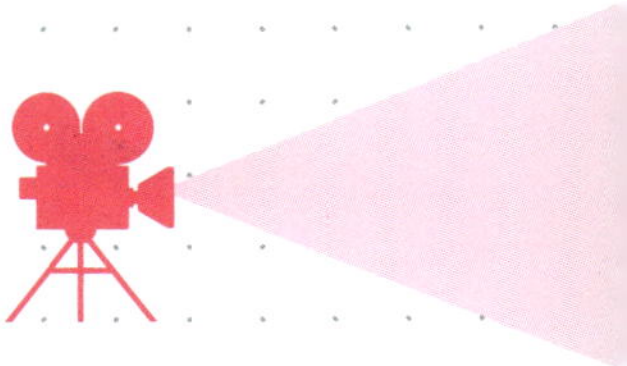

BUGIARDO BUGIARDO
diretto da
Tom Shadyac

Giorno 6

Meditazione del ciclo

Medita sulla tua capacità di ascoltare gli altri. Concentrati sui rumori intorno a te, iniziando da quelli più lontani per poi avvicinarti sempre più. Porta quindi l'attenzione solo alle tue orecchie, alla tua capacità di ascoltare senza distrarti. Concludi la meditazione cantando tre volte il mantra OM.

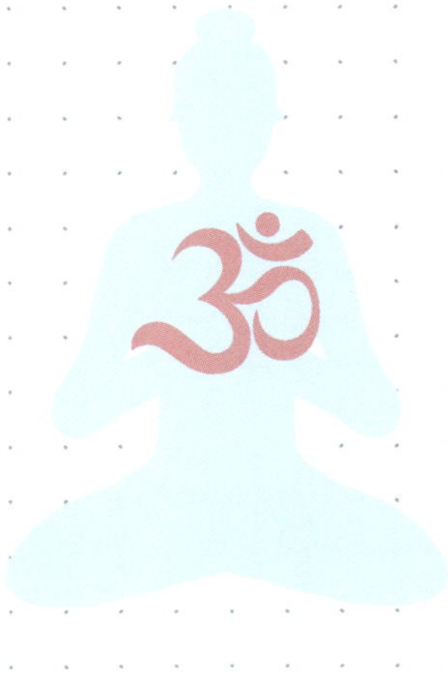

Tempo dedicato a me

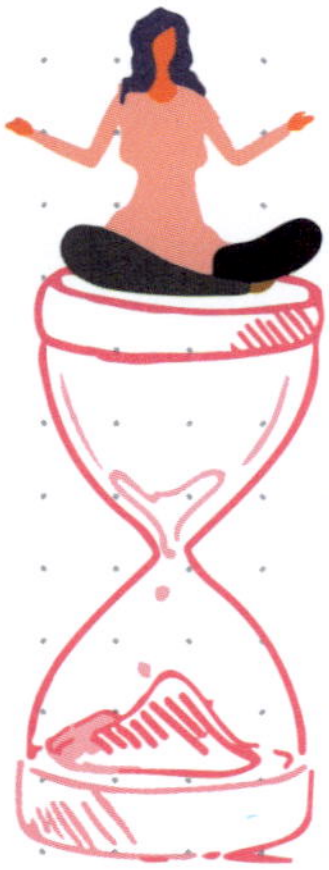

"Le mie note"

Janu sirsasana

Janu sirsasana è una buona posizione per portare l'attenzione all'interno di sé.

COME ENTRARE NELLA POSIZIONE

Da *dandasana* appoggia il piede destro all'interno della coscia sinistra, con il tallone vicino al perineo. Inspira, allunga la colonna vertebrale e sull'espirazione piegati in avanti sulla gamba sinistra. Puoi afferrare i piedi con le mani, ma fai attenzione a rilassare le spalle. Se non riesci ad arrivare ai piedi, lascia le mani appoggiate a terra o usa una cinghia.

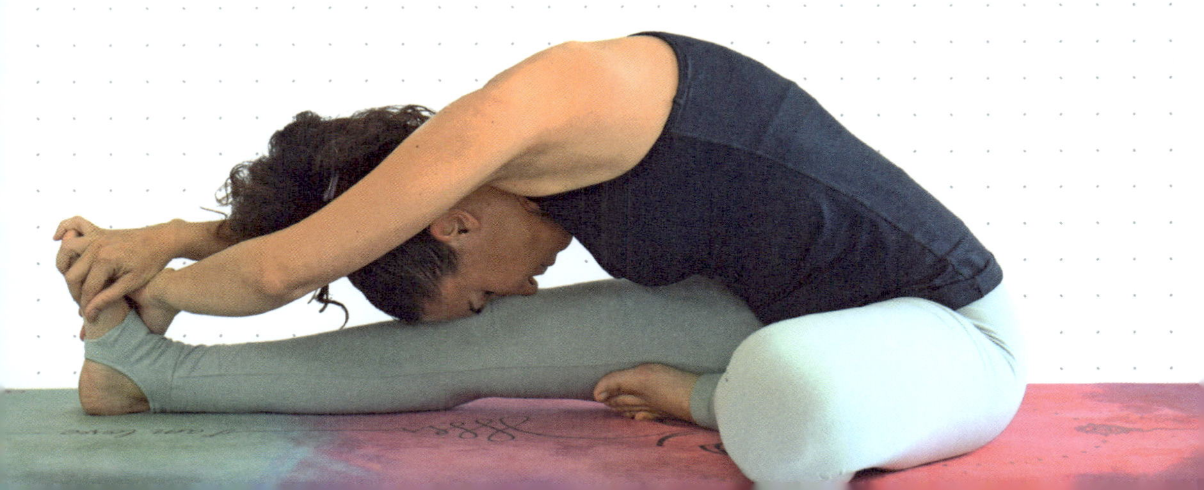

Giorno 9

Sequenza della settimana

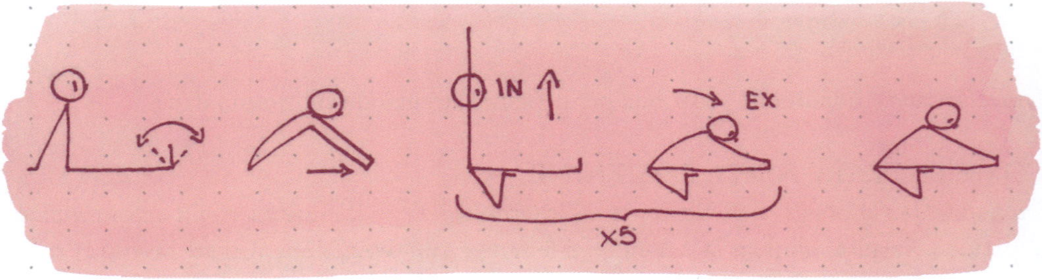

Giorno 10

Danza!

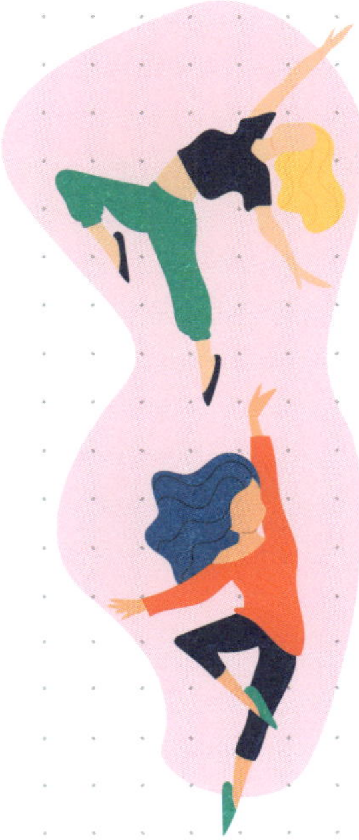

Giorno 11

"

L'onestà è un regalo
molto costoso
e non aspettartelo
da persone
di basso valore.

Warren Buffett

QUANTO SEI ONESTO?

Giorno 12

Canzone del ciclo

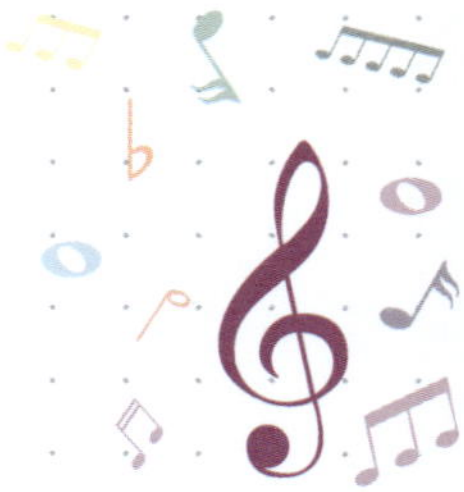

BEAUTIFUL
di Christina Aguilera

Giorno 13

Pratica *bhramari* (respirazione dell'ape che ronza): tappa le orecchie con i pollici e appoggia le altre dita sul viso. Inspira dal naso ed espira emettendo un suono ronzante con la lettera M, tieni la bocca chiusa.

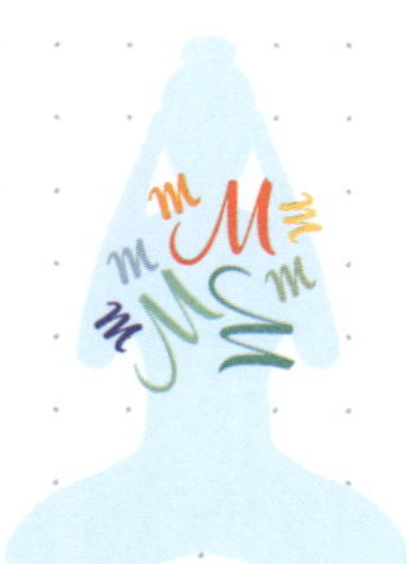

Pranayama

Tempo dedicato a me

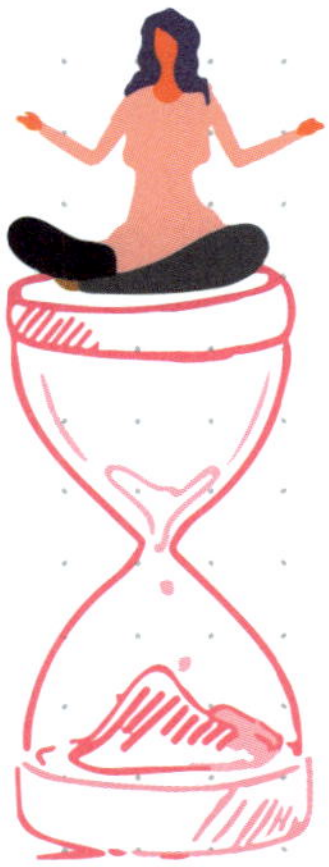

"Le mie note"

Parsvottanasana

Questa intensa posizione di allungamento laterale ti permette di allungare i muscoli del petto.

COME ENTRARE NELLA POSIZIONE

Da *tadasana* porta le mani in preghiera dietro la schiena o afferra i gomiti con le mani. Fai un passo indietro di circa un metro con il piede sinistro e ruotalo a un'angolazione di 45 gradi. Inspira e apri il petto verso l'alto, espira e piegati in avanti sopra la gamba destra. Rilassa i muscoli del collo. Mantieni l'apertura delle spalle.

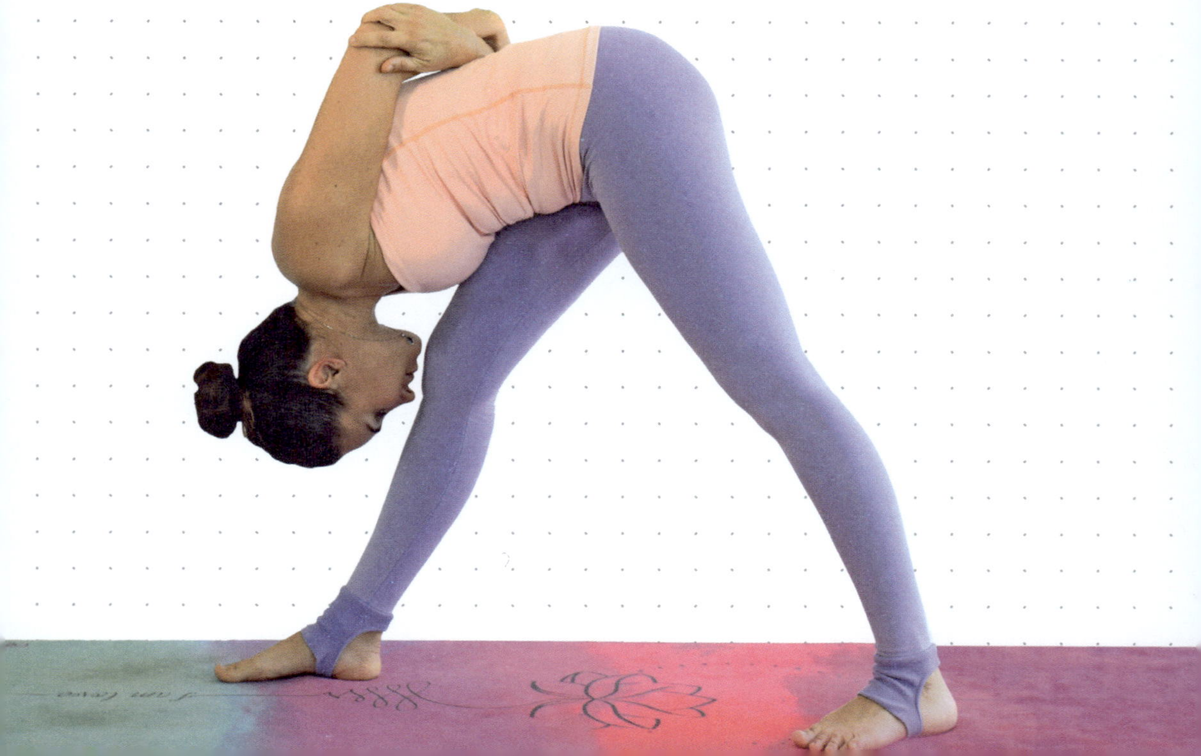

Sequenza della settimana

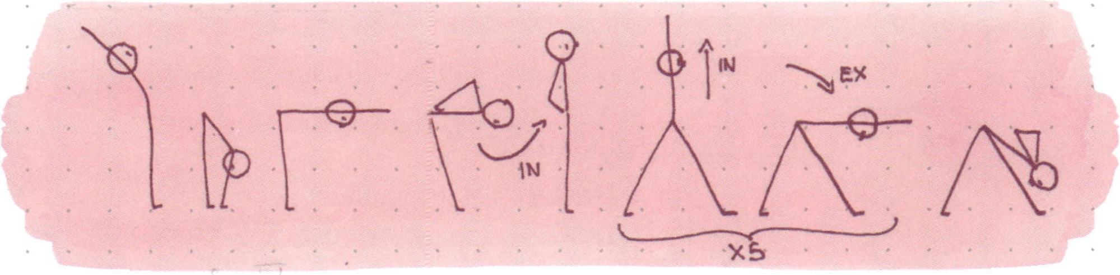

Giorno 17

Colorami!

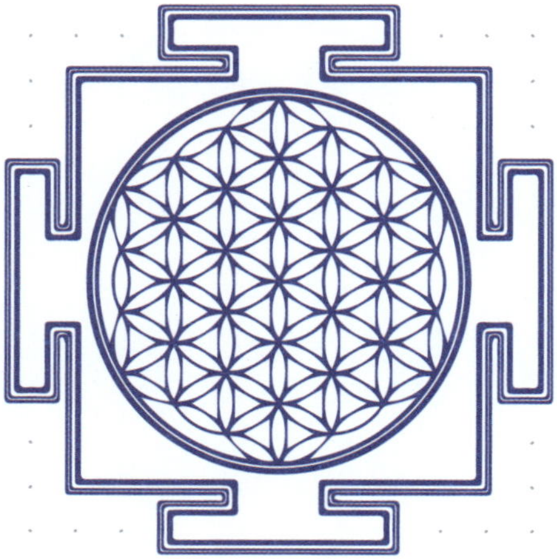

Giorno 18

"

*Il tatto è la capacità
di dire a qualcuno
di andare all'inferno
in un modo tale
che non veda l'ora
di farsi il viaggio.*

Winston S. Churchill

DIRE LA VERITÀ ED ESSERE CATTIVI SONO DUE COSE DIVERSE.

Giorno 19

Libro consigliato

SIDDHARTA
di Herman Hesse

Giorno 20

Meditazione del ciclo

Medita sulla tua capacità di ascoltare gli altri. Concentrati sui rumori intorno a te, iniziando da quelli più lontani per poi avvicinarti sempre più. Porta quindi l'attenzione solo alle tue orecchie, alla tua capacità di ascoltare senza distrarti. Concludi la meditazione cantando tre volte il mantra OM.

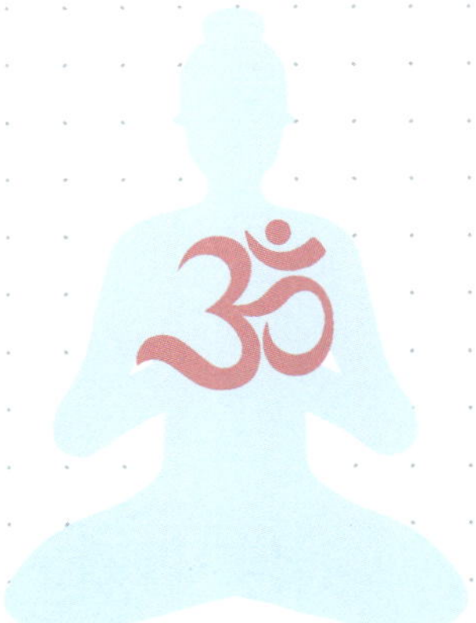

Tempo dedicato a me

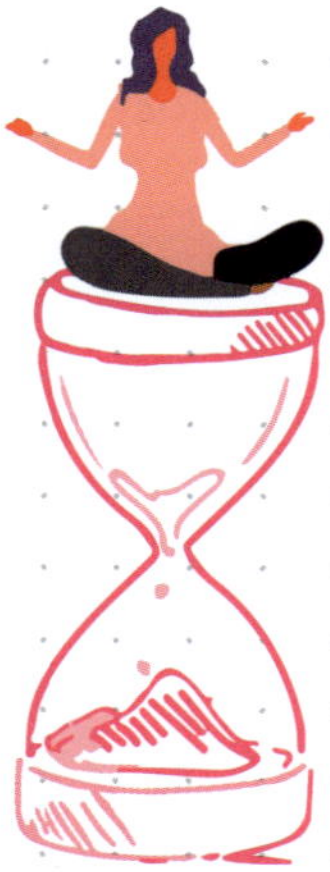

"Le mie note"

Krounchasana

La posizione dell'airone è un allungamento intenso per la parte posteriore delle cosce.

COME ENTRARE NELLA POSIZIONE

Da *dandasana* piega in due la gamba sinistra, in modo che il piede sia vicino alla coscia. Piega la gamba destra, afferra l'avampiede con entrambe le mani e stendi la gamba il più possibile. Se hai la flessibilità, cerca di portare la gamba verso il mento. Fai attenzione a non sbilanciarti all'indietro, ma rimani seduto diritto.

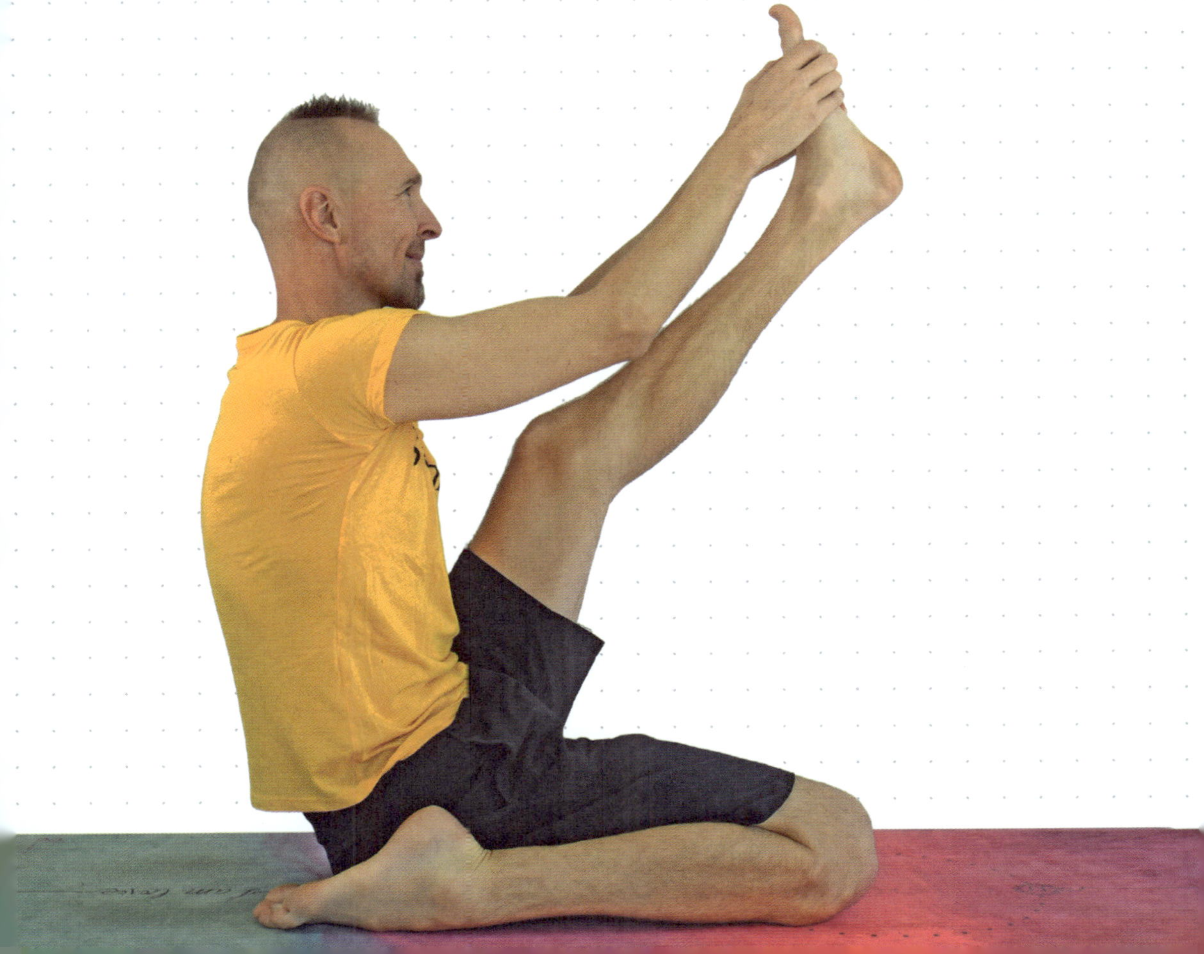

Giorno 23

Sequenza della settimana

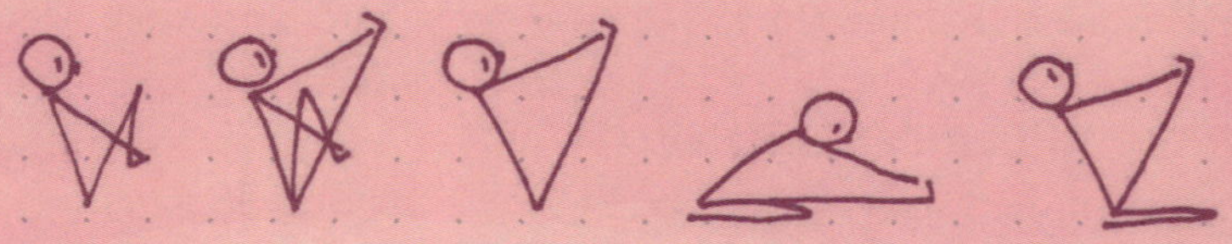

Giorno 24

Sorridi!

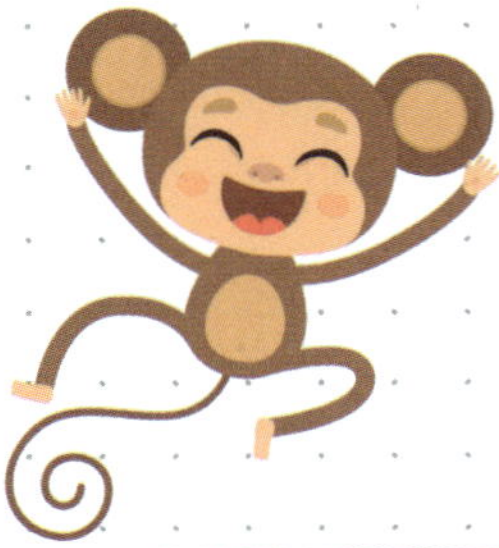

Giorno 25

"

Quando provi
una gioia tranquilla,
è allora che sei vicino
alla verità.

Jalaluddin Rumi

QUANTO È SILENZIOSA LA TUA MENTE?
QUANTO È IN PACE IL TUO CUORE?

Giorno 26

Snack consigliato

PANKCAKE CON LE LENTICCHIE

Lo sai che si possono fare degli ottimi pancake con le lenticchie? Usa quelle rosse: lasciale in ammollo per una notte e scolale la mattina dopo. Aggiungi del latte (di riso), un pizzico di sale e/ sale, e delle uova e frulla il tutto fino a ottenere una pastella liscia. Se si rompono troppo facilmente nella padella, aggiungi della farina di riso alla pastella. Sani e squisiti!

* *Le ricette proposte vogliono essere solo degli spunti per sperimentare piatti nuovi, quindi gli ingredienti possono essere dosati a piacimento.*

Giorno 27

Pratica *bhramari* (respirazione dell'ape che ronza): tappa le orecchie con i pollici e appoggia le altre dita sul viso. Inspira dal naso ed espira emettendo un suono ronzante con la lettera M, tieni la bocca chiusa.

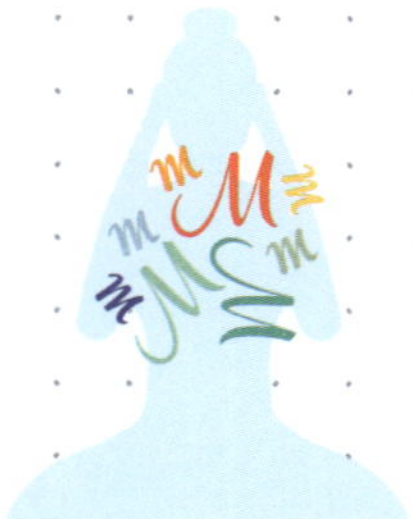

Pranayama

Tempo dedicato a me

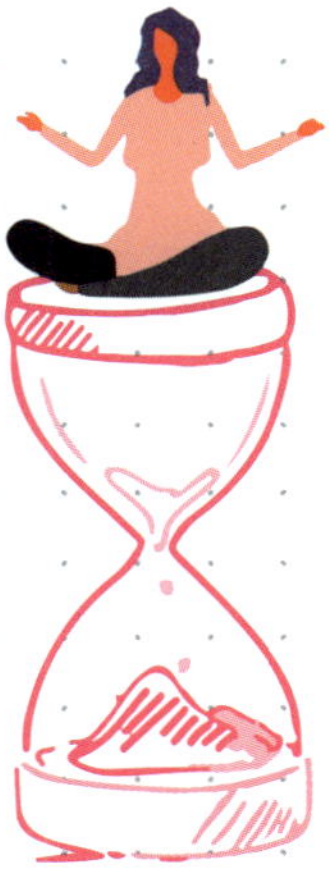

"Le mie note"

Ciclo 3

Asteya

non rubare

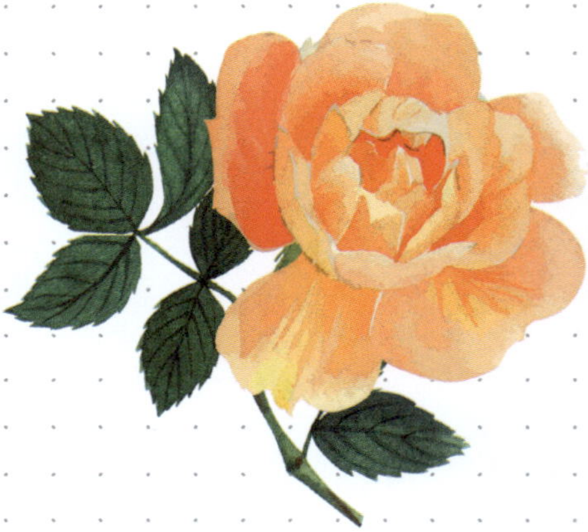

La mente è un elemento chiave nello yoga, perché è la mente che crea l'infelicità e una falsa idea di felicità. La maggior parte di noi pensa che la felicità consista nel possesso, nell'avere delle cose, invece la felicità è un modo di essere. Non hai bisogno di nulla per essere felice. In realtà sei già felice, sei nato in uno stato di felicità. Ma la tua mente getta un'ombra su questo stato di felicità, facendoci credere di aver bisogno di beni materiali per essere felice, al punto che alcune persone arrivano a rubare. Non si tratta solo di azioni fisiche, rubiamo ogni volta che scarichiamo illegalmente film, musica, quando non ci presentiamo a un workshop che avevamo prenotato o arriviamo tardi, e così facendo sottraiamo tempo e soldi ad altre persone.
Alla fine tutto questo porta a un karma negativo che ritornerà a noi per tormentarci. Esso è il risultato del nostro stesso comportamento.

Bakasana

Posizione del ciclo 3

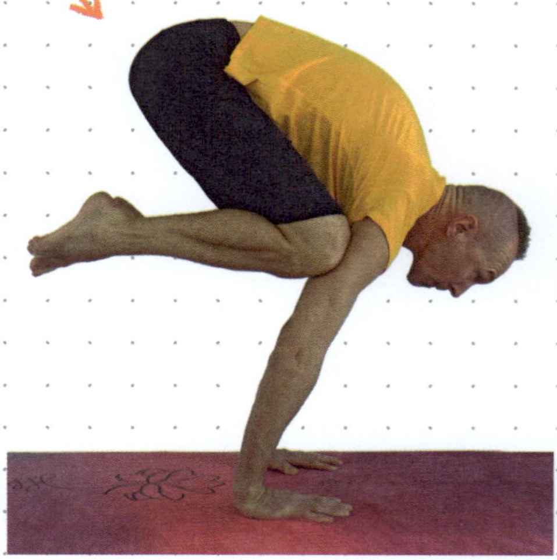

Giorni di pratica

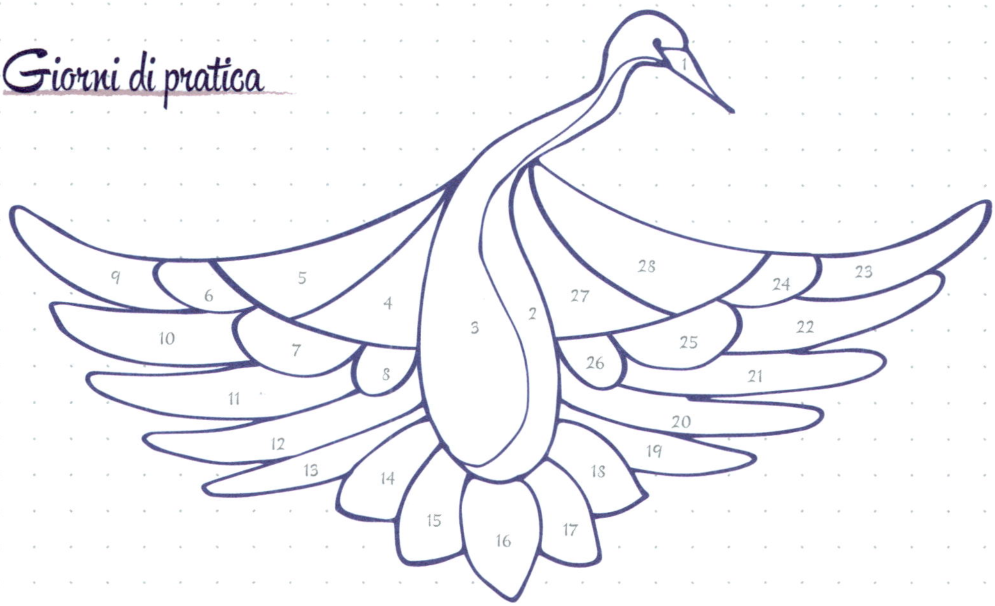

Trova il tuo equilibrio e troverai il tuo *bakasana*: la combinazione perfetta di forza e quiete mentale. Il nostro corpo non ha solo bisogno di flessibilità, ma anche di forza. *Bakasana* è una posizione che rafforza, ma è anche molto più di questo. È una posizione che calma la mente, perché appena inizi a pensare perdi l'equilibrio.

COME ENTRARE NELLA POSIZIONE

Per iniziare esiste una versione più semplice di questa posizione: *kakasana*. In questa variante le braccia sono piegate e le ginocchia sono appoggiate sulle braccia. In *bakasana* le braccia sono tese e le ginocchia poggiano sulla parte alta delle braccia.
Per trovare l'equilibrio, solleva un piede da terra e inizia appoggiandoti sulla punta delle dita dell'altro piede. Se sei in equilibrio, solleva da terra anche l'altro piede.

"Le mie note"

Vasisthasana

La panca laterale (una posizione dedicata al sacerdote indiano e scrittore Vasistha) rinforza gli addominali e le braccia.

COME ENTRARE NELLA POSIZIONE

Dalla posizione della panca, metti la mano destra al centro del tappetino, rotola sull'esterno del piede destro e porta il braccio sinistro teso in alto. Continua a premere per sollevare il bacino e per allontanarti dalle spalle.

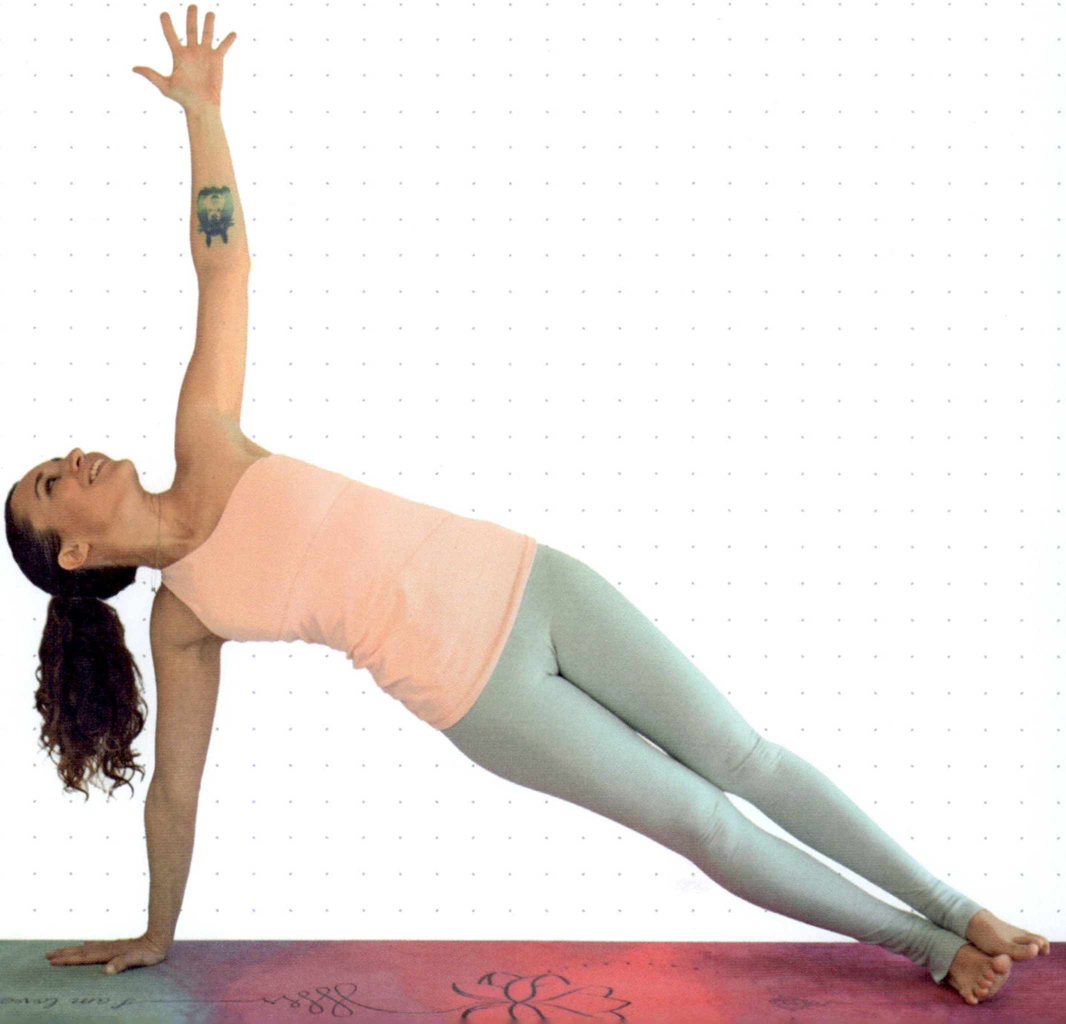

Sequenza della settimana

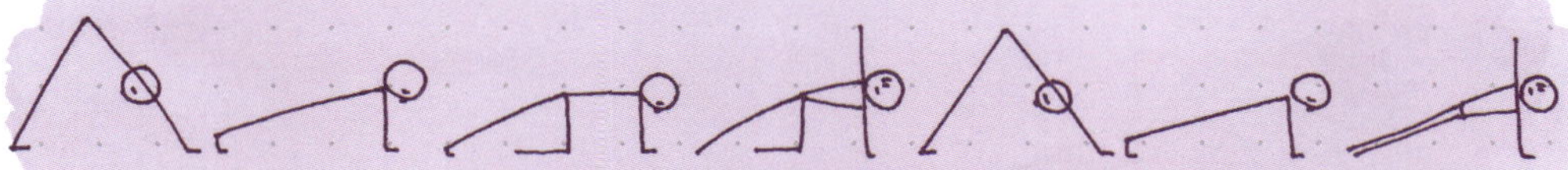

Giorno 3

Colorami!

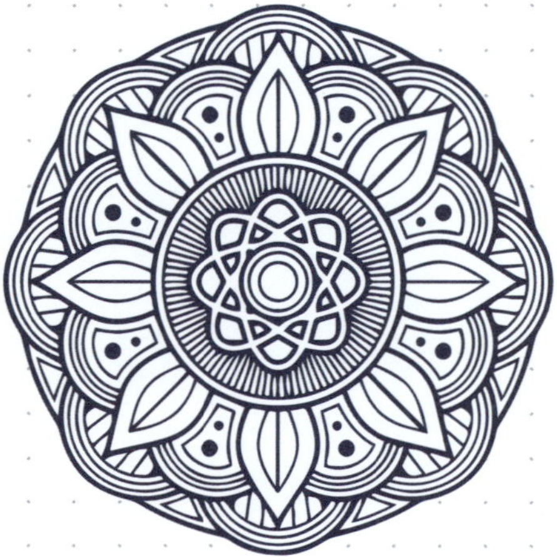

Giorno 4

“

Nel mondo
c'è quanto basta
per le necessità di tutti,
ma non per l'avidità
di pochi.

Mahatma Gandhi

PIÙ POSSEDIAMO PIÙ DOBBIAMO PREOCCUPARCI.
MENO È MEGLIO.

Giorno 5

Serata cinema

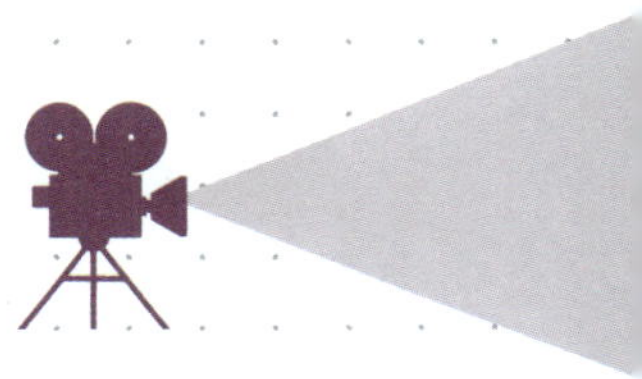

IL MIO VICINO TOTORO
diretto da Hayao Miyazaki

Giorno 6

Meditazione del ciclo

Siedi in meditazione e visualizza il tuo volto. Immaginati con un'espressione felice, sorridente. Mantieni questa immagine e medita sull'idea che la felicità è dentro di te.

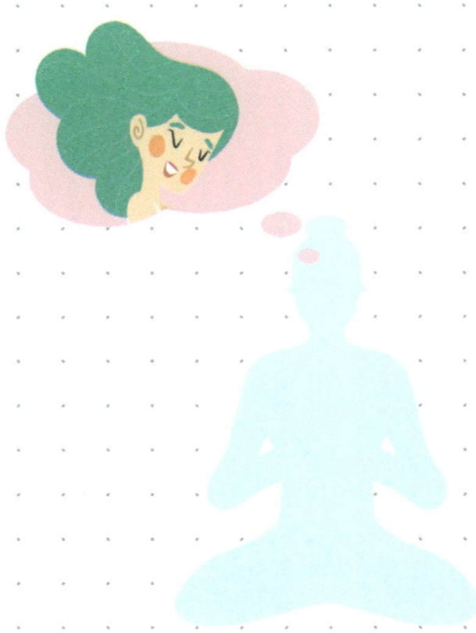

Tempo dedicato a me

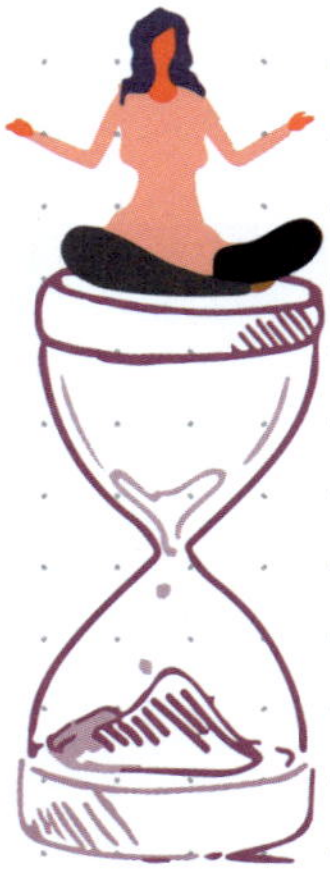

"Le mie note"

Utthita hasta padangusthasana C

La posizione estesa della mano all'alluce C rinforza il muscolo ileopsoas, situato in profondità nella parte centrale del corpo.

COME ENTRARE NELLA POSIZIONE

Da *tadasana* radica bene a terra la gamba sinistra. Piega la gamba destra e solleva il ginocchio. Afferra l'alluce con le tue dita yogiche (pollice, indice e medio) ed estendi la gamba destra in avanti. Abbandona la presa con la mano e tieni la gamba destra sollevata in aria. Dovresti avere la sensazione di voler far entrare maggiormente l'osso iliaco nell'incavo dell'anca.

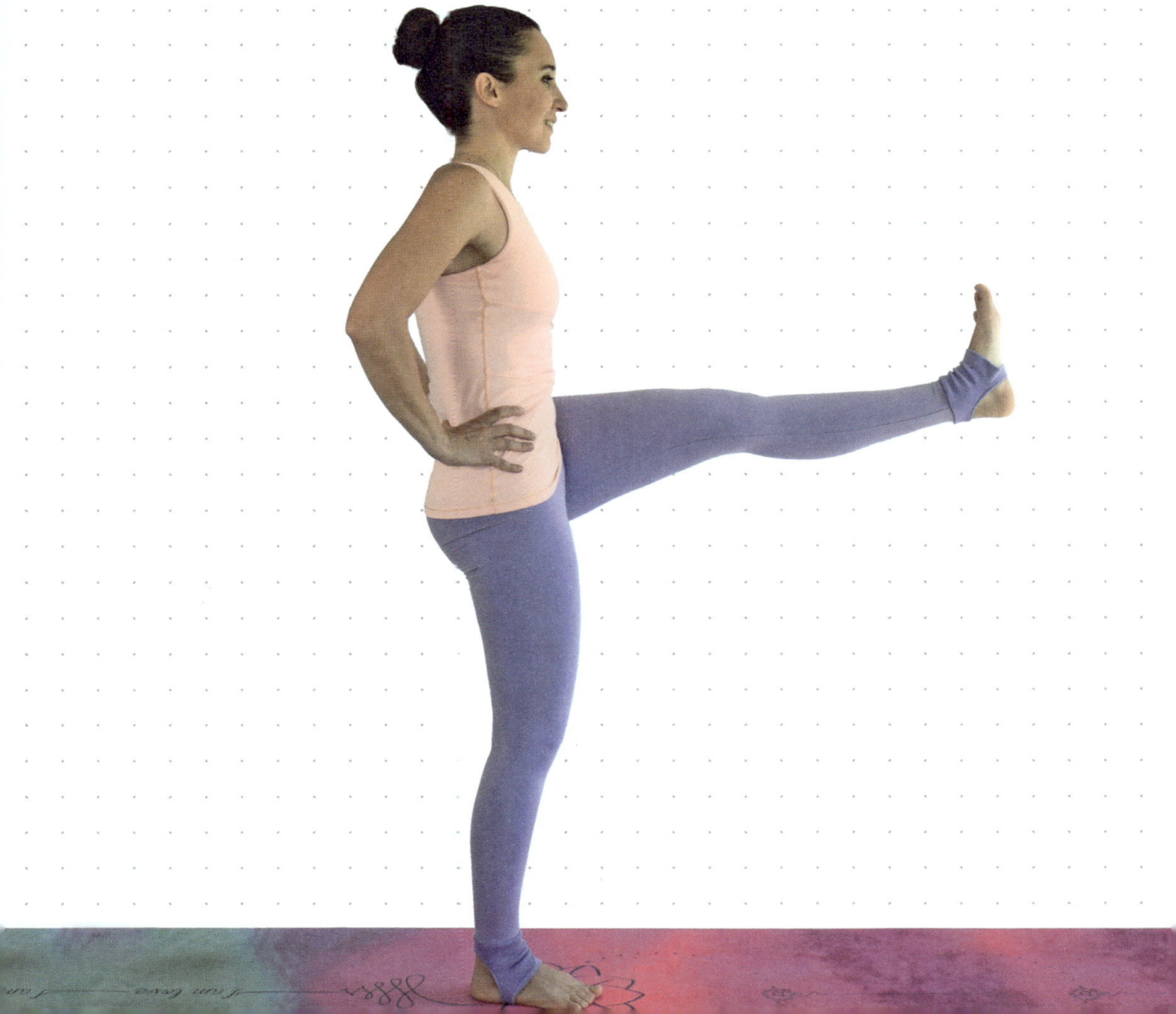

Giorno 9

Sequenza della settimana

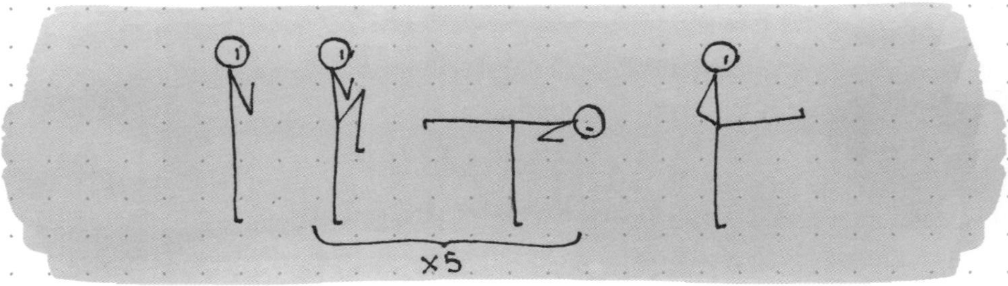

Giorno 10

Danza!

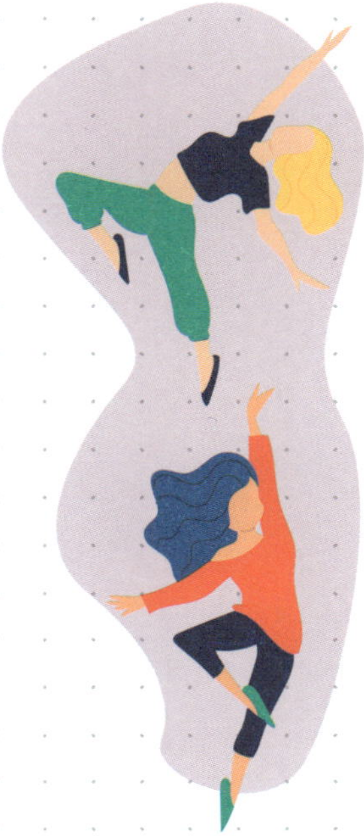

Giorno 11

"

Forse stai cercando
tra i rami
ciò che appare
solo nelle radici.

Jalaluddin Rumi

HAI TUTTO CIÒ CHE TI SERVE, NASCOSTO DENTRO DI TE.
GUARDA DENTRO DI TE, NON AL DI FUORI.

Giorno 12

Canzone del ciclo

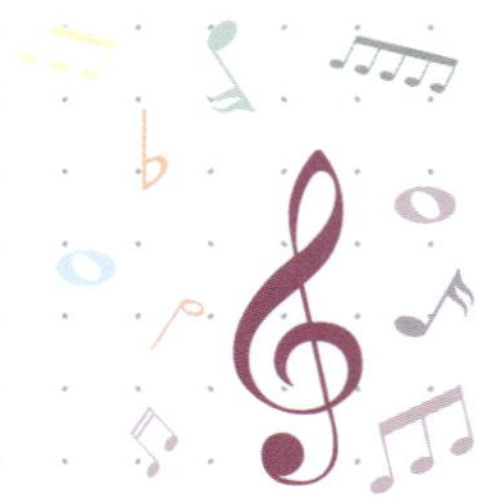

IMAGINE
di John Lennon

Giorno 13

La respirazione del leone: inspira dal naso, contrai i muscoli della fronte. Espira attraverso la bocca emettendo il ruggito di un leone, mentre tiri fuori la lingua e rilassi tutto il volto. Esegui questo *pranayama* tre volte.

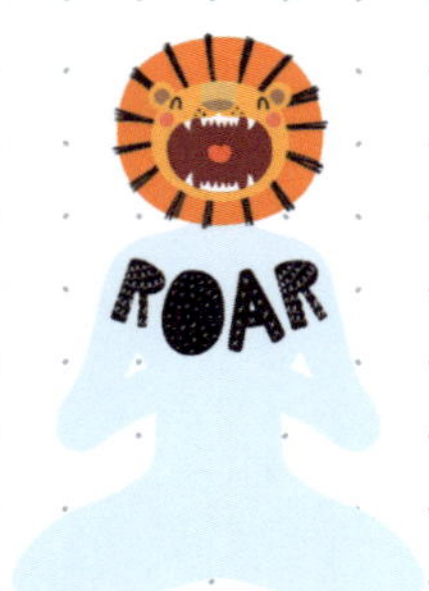

Pranayama

Tempo dedicato a me

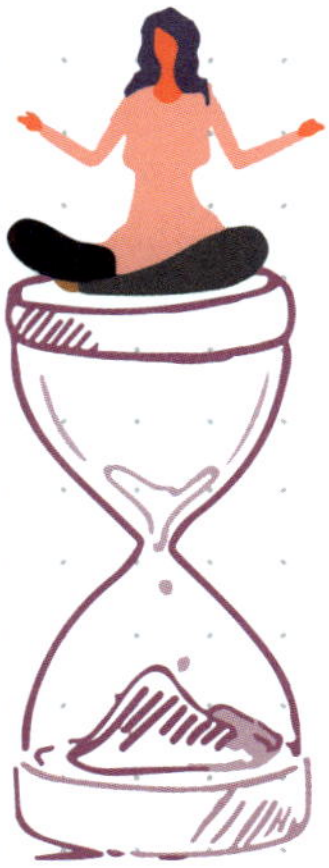

"Le mie note"

Sukha navasana

Questa posizione è una variante facile (*sukha*) della barca e una buona preparazione per *bakasana*.

COME ENTRARE NELLA POSIZIONE

Da *dandasana* piega le gambe e afferra l'esterno dei piedi. Inizia a inclinarti all'indietro, sollevando allo stesso tempo i piedi da terra. Mantieni le ginocchia piegate, gli addominali attivati e trova l'equilibrio sugli ischi.

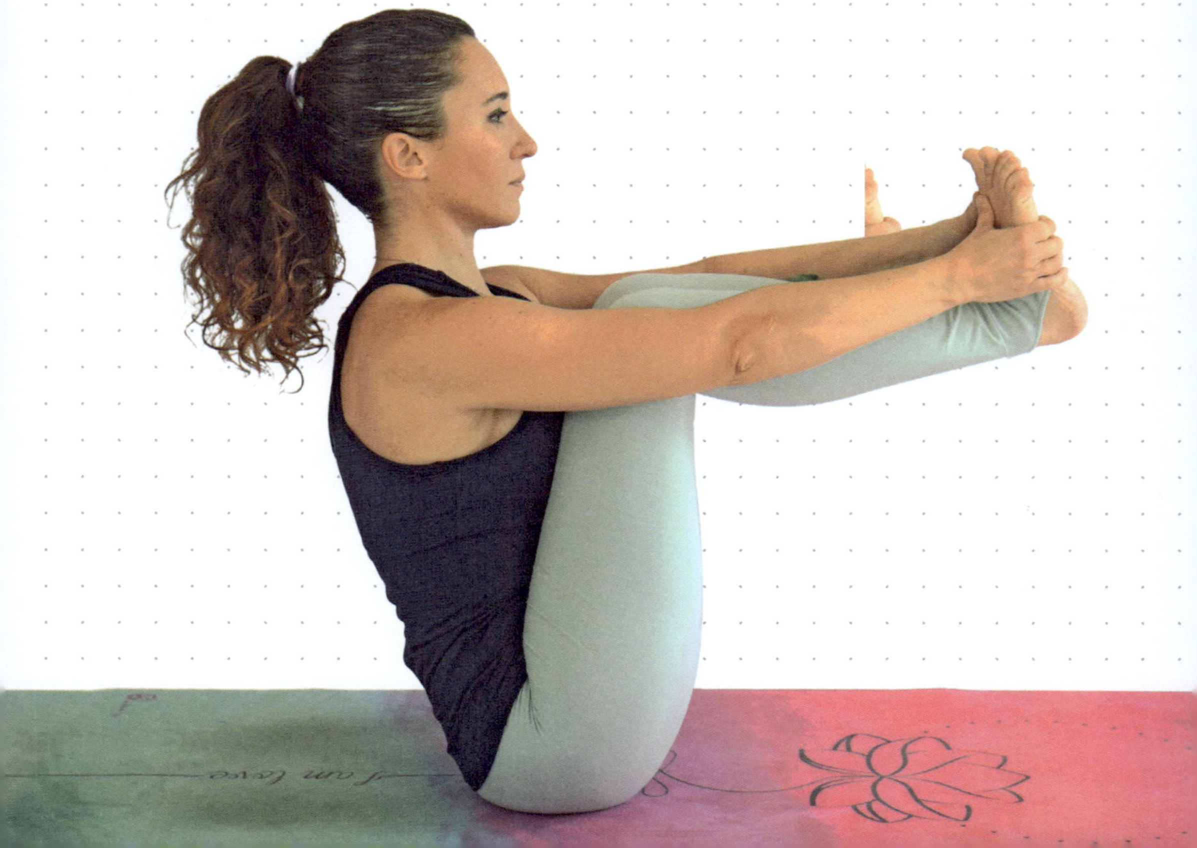

Sequenza della settimana

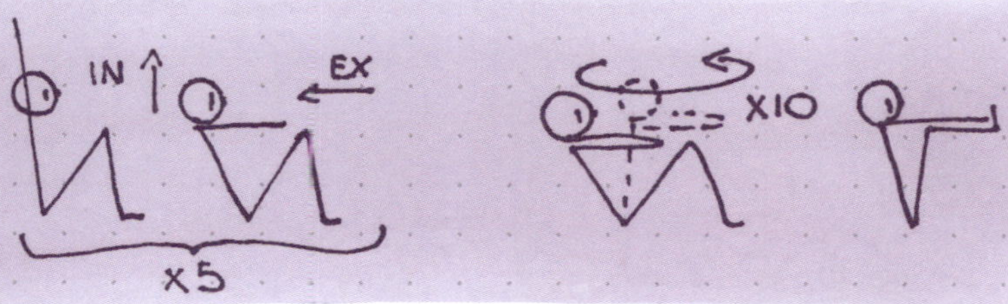

Giorno 17

Colorami!

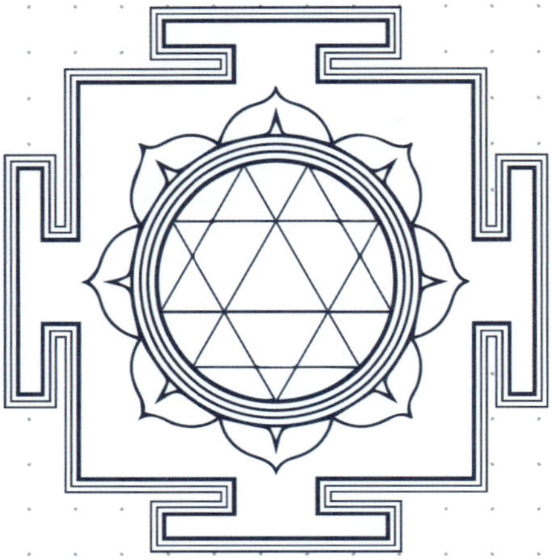

Giorno 18

"

Dare gioia
a un singolo cuore
con un singolo atto
è meglio di migliaia
di teste
chine in preghiera.

Mahatma Gandhi

HAI FATTO SENTIRE FELICE QUALCUNO OGGI?

Giorno 19

Libro consigliato

LA FATTORIA DEGLI ANIMALI
di George Orwell

Giorno 20

Meditazione del ciclo

Siedi in meditazione e visualizza il tuo volto. Immaginati con un'espressione felice, sorridente. Mantieni questa immagine e medita sull'idea che la felicità è dentro di te.

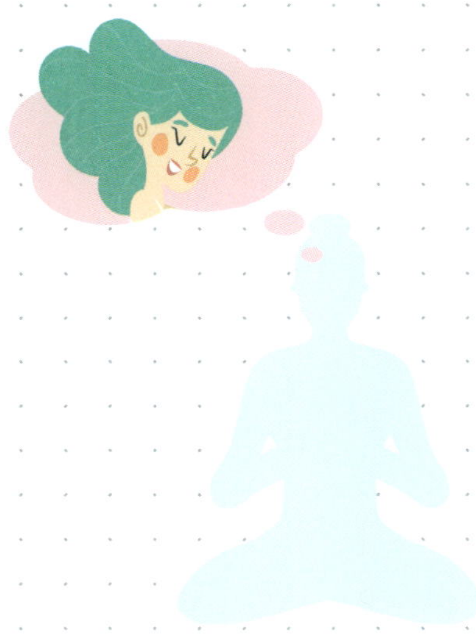

Giorno 21

Tempo dedicato a me

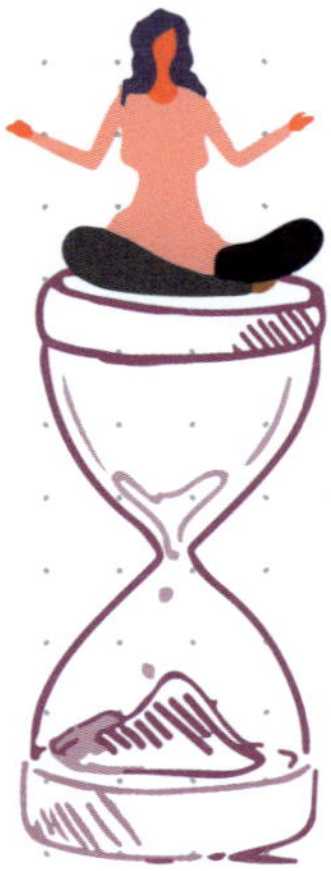

"Le mie note"

Chaturanga dandasana

La posizione del bastone su quattro arti *Chaturanga dandasana* (panca bassa) è una posizione avanzata, perché richiede molta forza.

COME ENTRARE NELLA POSIZIONE

Dalla panca piega lentamente le braccia abbassando il tronco finché si trova parallelo alla parte superiore delle braccia. Tieni i gomiti vicini al corpo. Non abbassarti ulteriormente e mantieni il collo in linea con il resto della colonna vertebrale. Contrai forte gli addominali. Non lasciare che il sedere cada verso il basso o sporga in fuori.

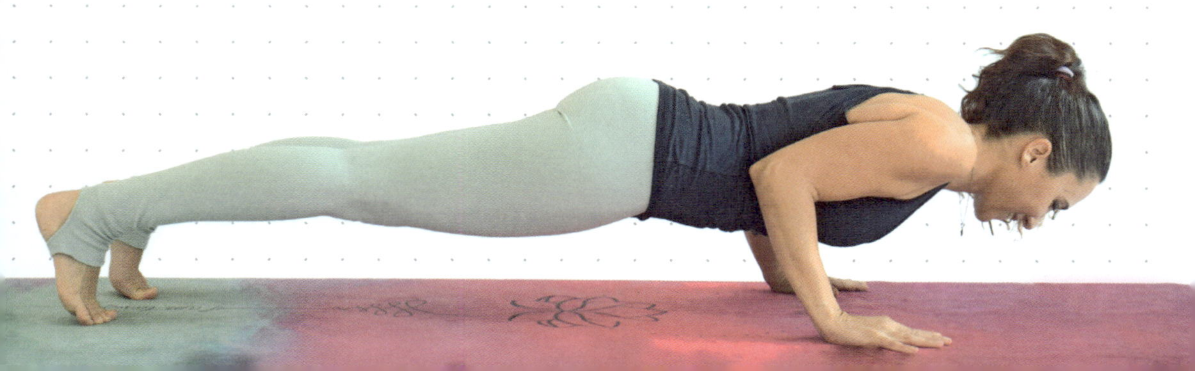

Giorno 23

Sequenza della settimana

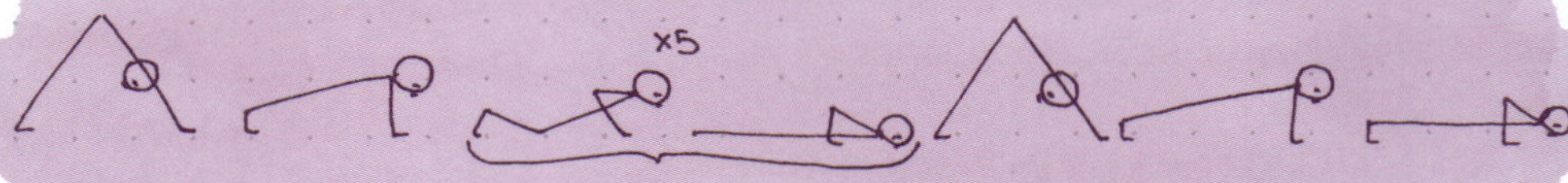

Giorno 24

Sorridi!

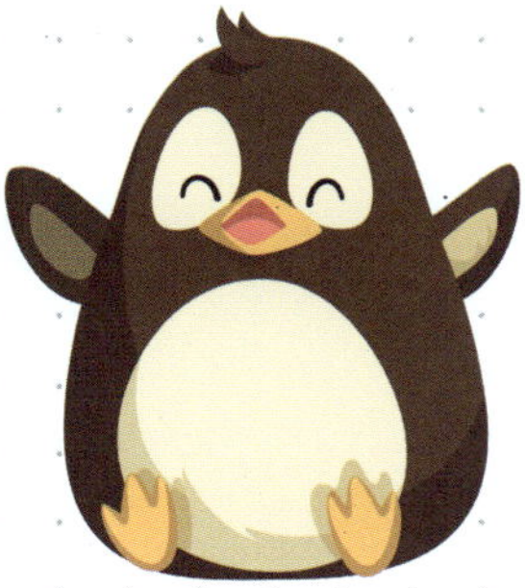

Giorno 25

“Beato chi
non si aspetta niente,
perché non sarà
mai deluso.

Alexander Pope

QUAL È STATA L'ULTIMA COSA CHE HAI COMPRATO,
MA CHE NON TI SERVIVA DAVVERO?

Giorno 26

Snack consigliato

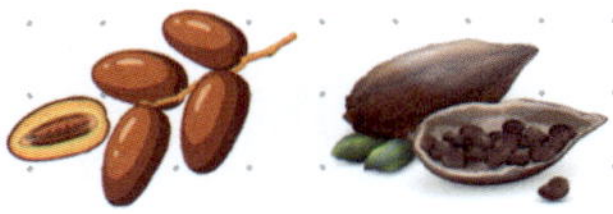

POWER BALL

Hai un debole per i dolci? Queste power ball potrebbero diventare i tuoi dolcetti preferiti.
Prendi dei datteri Medjoul, delle fave di cacao crudo (pelate) o del cacao crudo in polvere, delle mandorle sbriciolate, dello zenzero grattugiato, della cannella grattugiata, un pizzico di sale e un pizzico di pepe di Cayenna. Togli i noccioli dai datteri e spezzettali, frulla il tutto e forma delle palline con il composto. Se vuoi, puoi ricoprirle di polvere di cacao o semi di sesamo.

Giorno 27

La respirazione del leone: inspira dal naso, contrai i muscoli della fronte. Espira attraverso la bocca emettendo il ruggito di un leone, mentre tiri fuori la lingua e rilassi tutto il volto. Esegui questo *pranayama* tre volte.

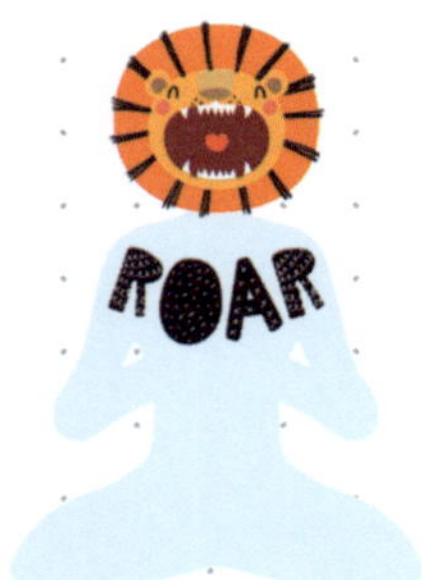

Pranayama

Tempo dedicato a me

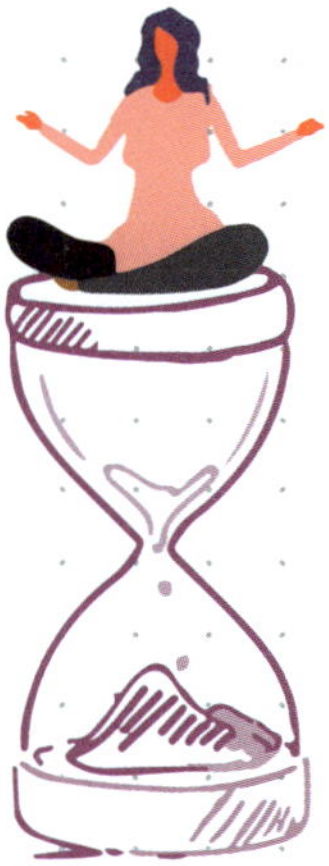

"Le mie note"

Ciclo 4

Brahmacharya

castità

Gli yogi hanno sempre guardato all'impulso sessuale come a qualcosa di sacro. Qualcosa di cui avere cura, ma anche con cui essere cauti. Nello yoga esiste una forma di castità, ma in questo caso castità significa «trattare con rispetto». Condividere la vita con il partner giusto può aiutarci sulla via dello yoga. Condividere l'amore con il partner sbagliato può farci del male. Perché? Perché tu sei energia. Tutto è energia. Essere in relazione intima con qualcuno porta a uno scambio di energia. Se è un'energia positiva, ottimo, ma cosa succede se sei in una relazione intima con una persona che ha un'energia negativa (violenta, nevrotica, bugiarda, possessiva)? Quella energia diventerà parte di te. Ecco perché lo yoga ti chiede di essere prudente nella scelta delle persone con cui condividi te stesso.

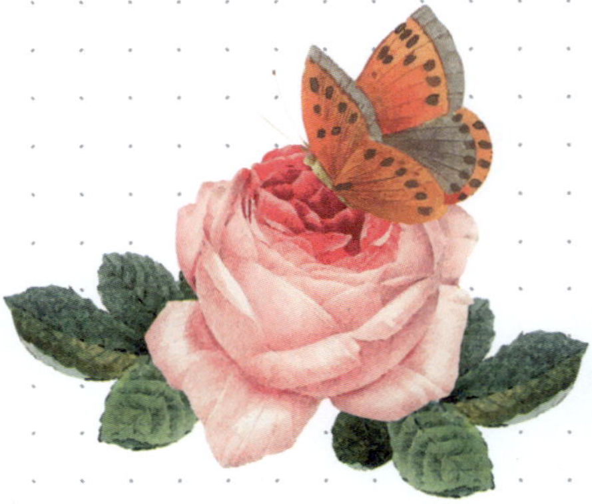

Brahmacharyasana

Posizione del ciclo 4

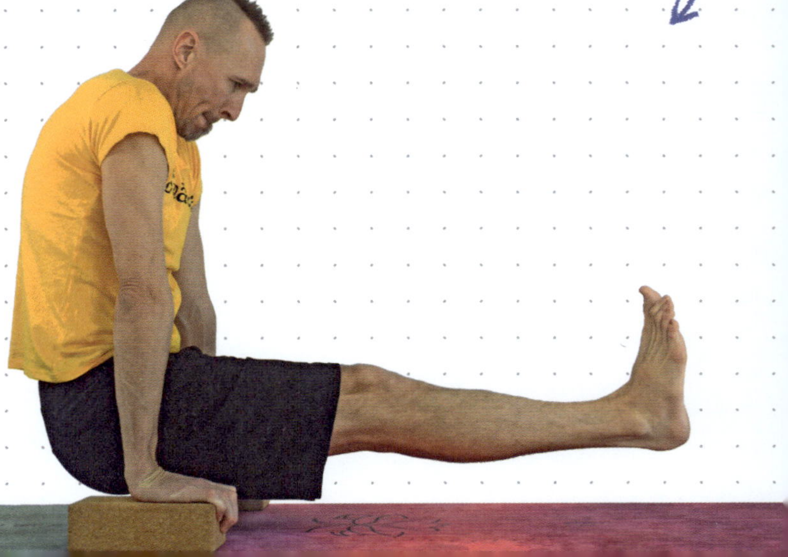

Giorni di pratica

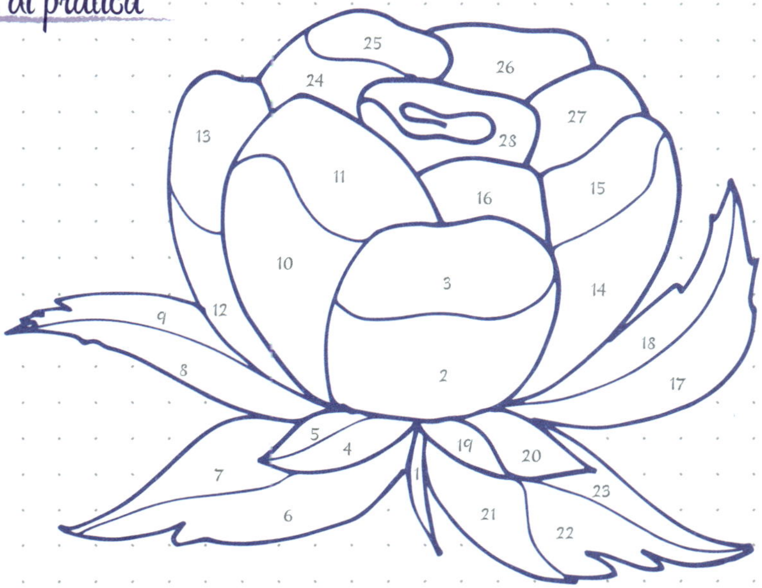

Controlla il tuo pavimento pelvicc e controllerai la tua energia sessuale. *Brahmacharyasana* ti aiuterà a farlo, perché rinforza i muscoli pelvici che vengono tirati verso l'alto quando ti sollevi.

COME ENTRARE NELLA POSIZIONE

Da *dandasana* appoggia le mani sul pavimento, solleva il sedere da terra attivando i muscoli pelvici e addominali. Porta il sedere un po' in fuori per creare un effetto leva e solleva le gambe contraendo forte i muscoli ileopsoas.

"Le mie note"

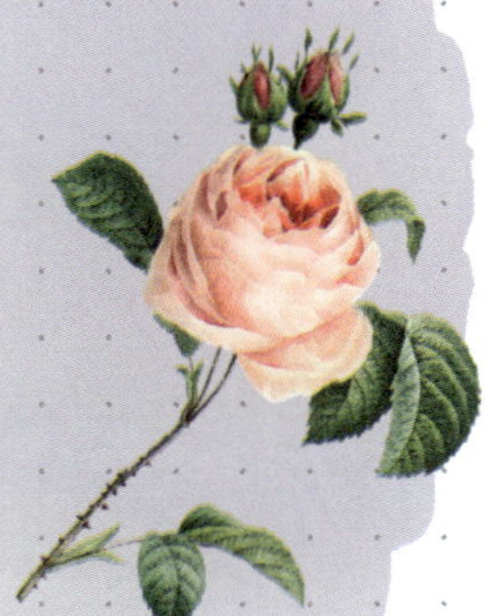

Baddha konasana B

La posizione dell'angolo legato B è un ottimo allungamento per la parte inferiore della schiena.

COME ENTRARE NELLA POSIZIONE

Da *dandasana* piega entrambe le gambe e lascia cadere le ginocchia all'esterno. Appoggia le piante dei piedi una contro l'altra. Piegati in avanti dalle anche. I piedi dovrebbero trovarsi a una distanza che ti permetta, se ne hai la flessibilità, di appoggiarvi sopra il capo. Se la testa rimane lontana dai piedi, appoggiala su un cuscino o un mattoncino.

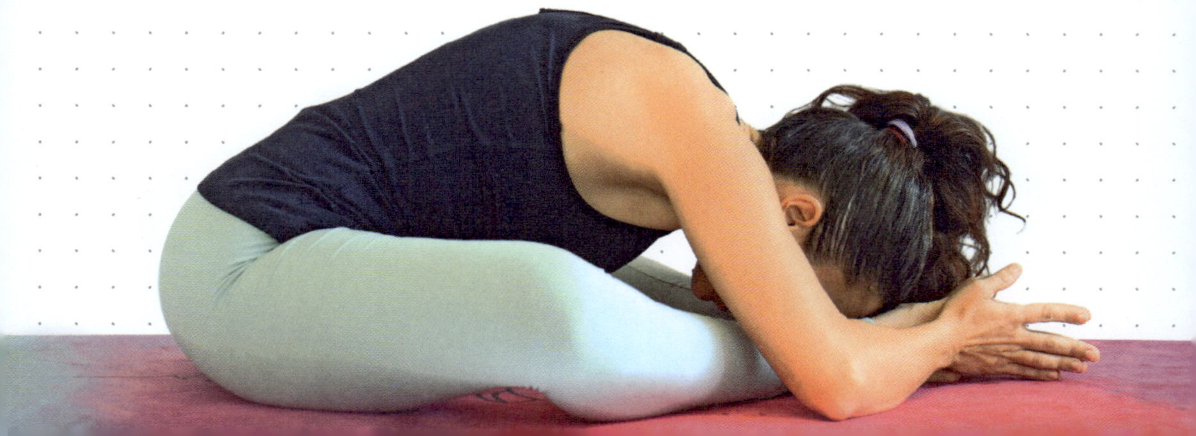

Sequenza della settimana

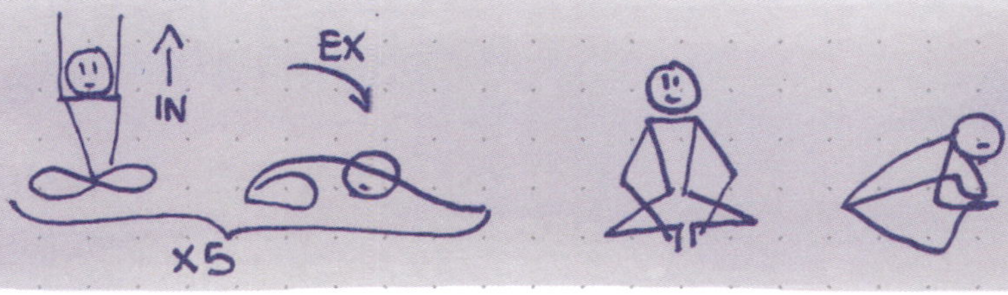

Giorno 3

Colorami!

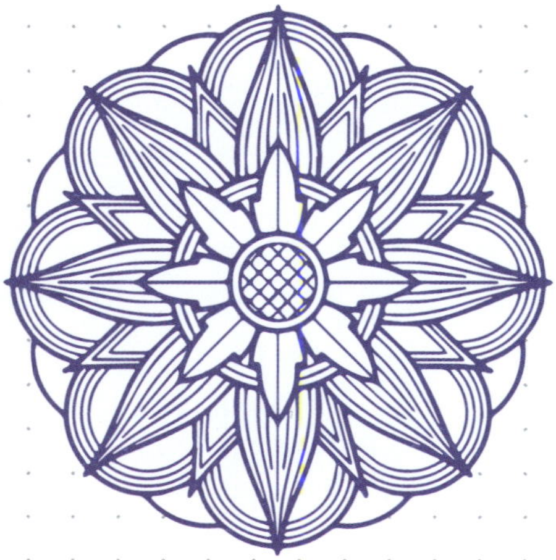

Giorno 4

"

Amare se stessi
è l'inizio
di una storia d'amore
lunga tutta una vita.

Oscar Wilde

POSSIAMO AMARE INCONDIZIONATAMENTE GLI ALTRI SOLO SE AMIAMO NOI STESSI.

Giorno 5

Serata cinema

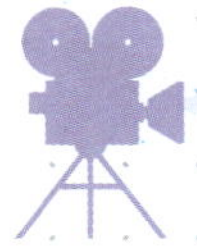

QUANDO L'AMORE È MAGIA – SERENDIPITY

diretto da Peter Chelsom

Giorno 6

Meditazione del ciclo

Medita sulla tua energia sessuale. Seduto, porta l'attenzione sul secondo chakra, *Svadhistana*, nell'area dei genitali. Immagina una luce calda di colore arancione che si diffonde da questa zona. Rimani ad ascoltare le sensazioni che provi.

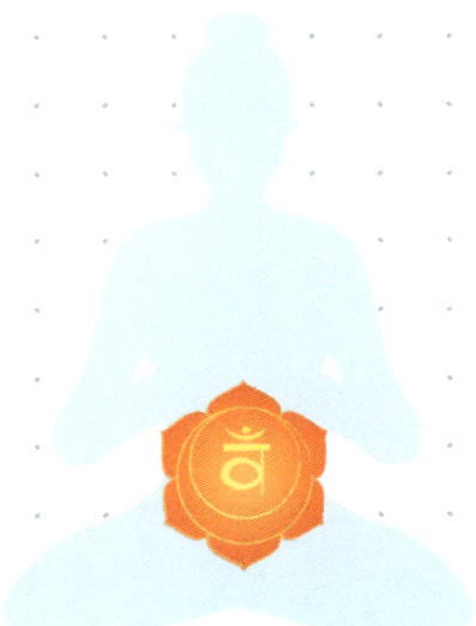

Giorno 7

Tempo dedicato a me

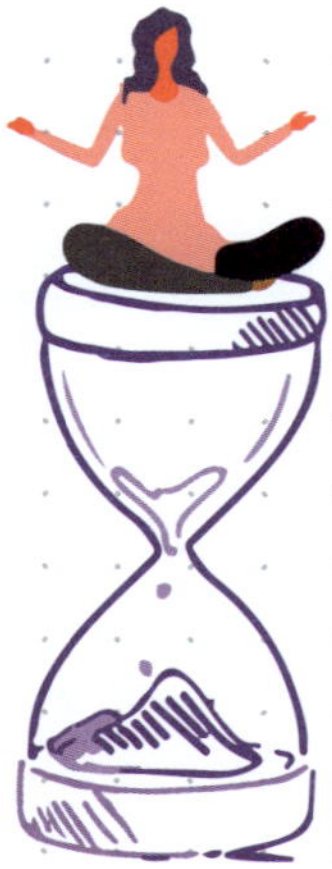

"Le mie note"

Hasta pada vasisthasana

La panca laterale su una gamba rinforza sia gli addominali, sia gli ileopsoas.

COME ENTRARE NELLA POSIZIONE

Dalla posizione della panca metti la mano destra al centro del tappetino, rotola sull'esterno del piede destro e porta il braccio sinistro teso in alto. Trova l'equilibrio, solleva la gamba destra in aria e portala in avanti, parallela al pavimento o più in alto.

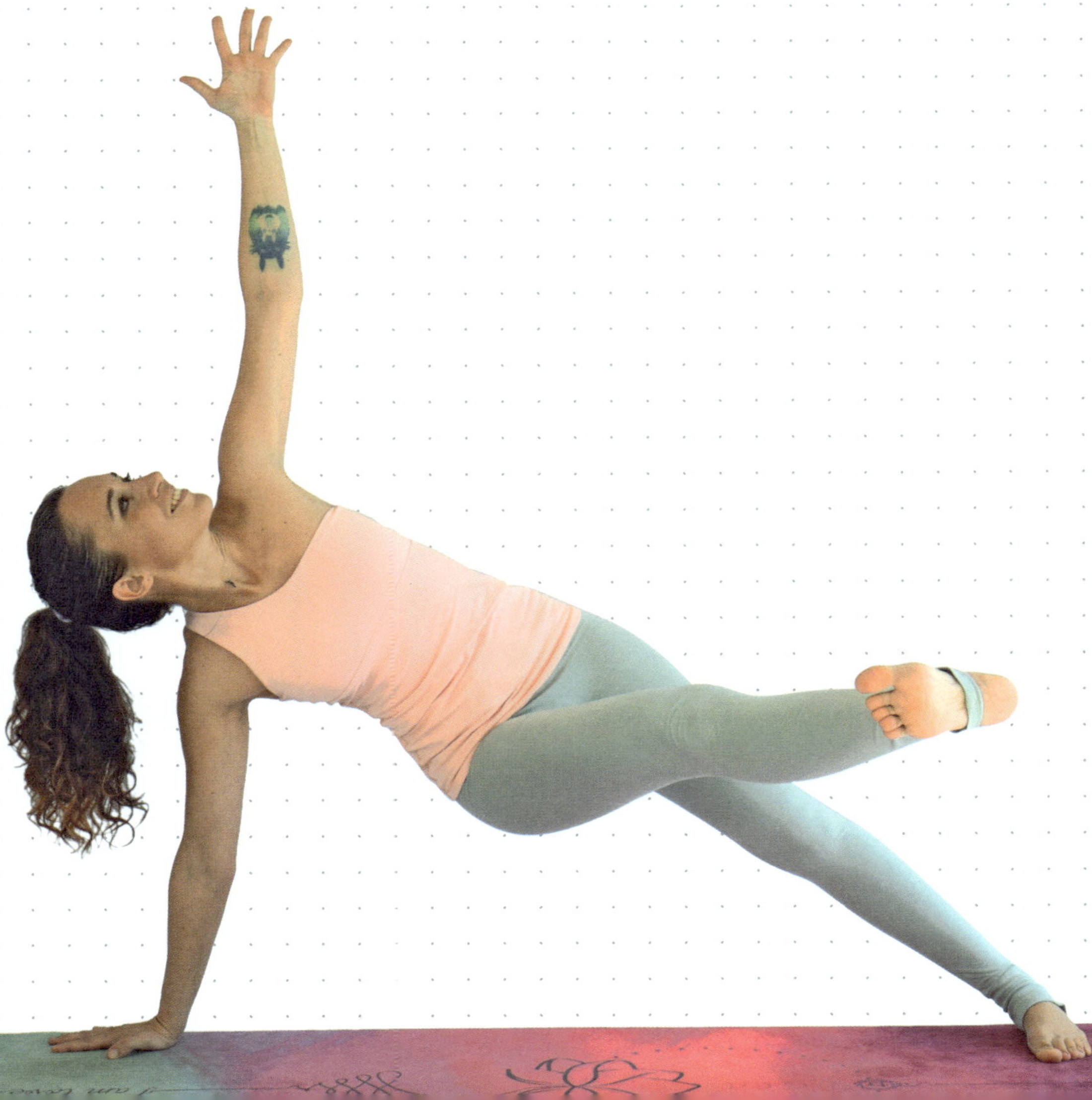

Giorno 9

Sequenza della settimana

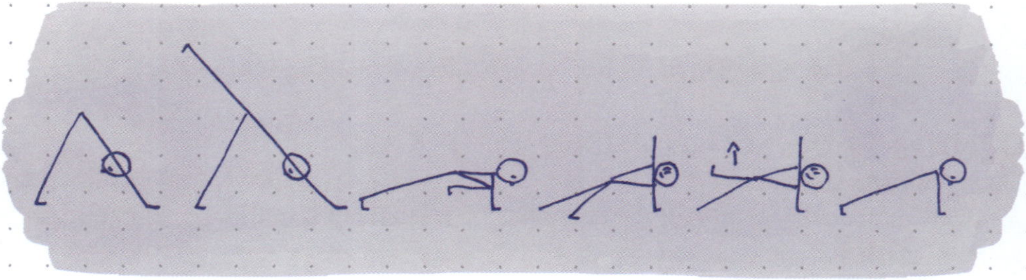

Giorno 10

Danza!

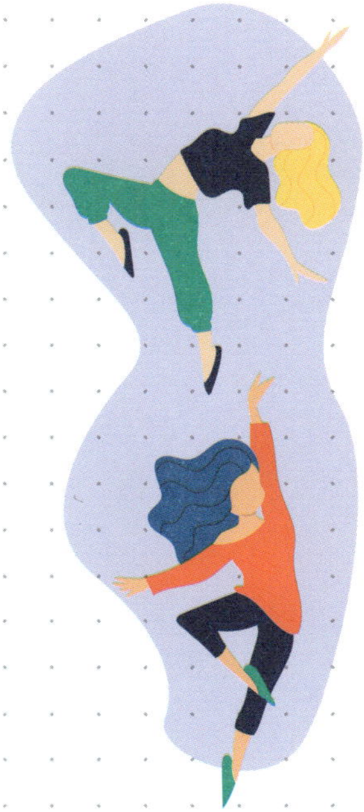

Giorno 11

"Non sono gli anni
che contano
nella vita,
è la vita che metti
in quegli anni.

Abraham Lincoln

QUANTA VITA METTI NEI TUOI ANNI?

Giorno 12

Canzone del ciclo

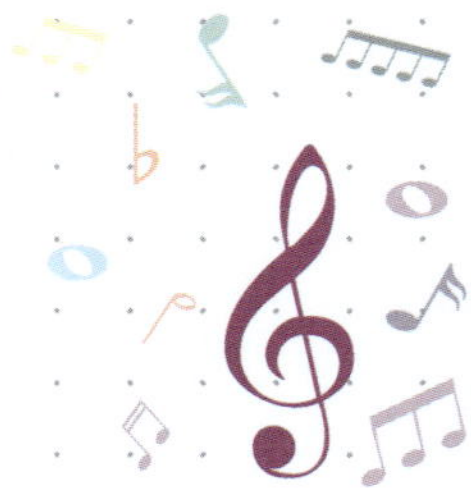

ONE LOVE
di Bob Marley

Giorno 13

Dividi la respirazione in quattro fasi: inspira, trattieni il respiro dentro, espira, trattieni il respiro fuori. In quest'ultima fase attiva *Mula Bandha*, i muscoli del pavimento pelvico.

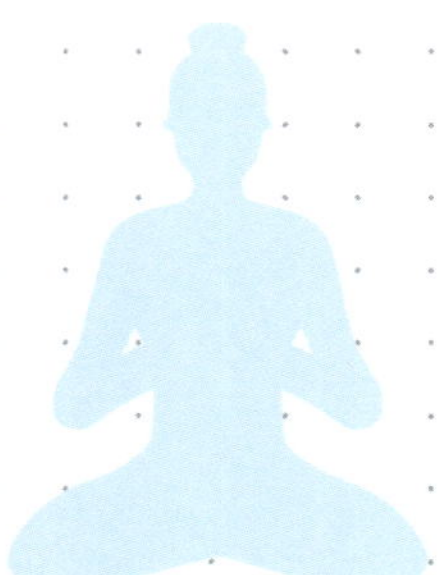

Pranayama

Tempo dedicato a me

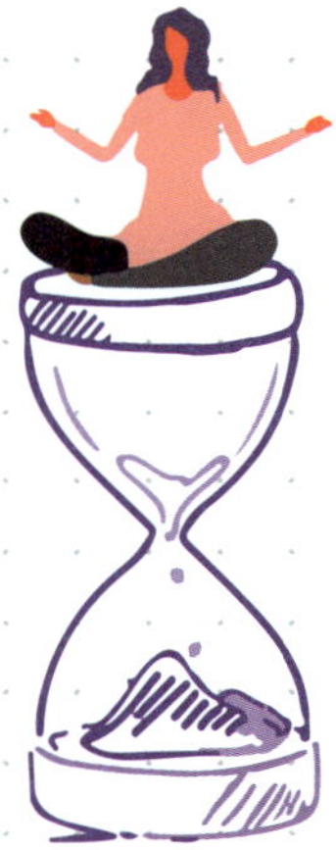

"Le mie note"

Jatharasana

Questa variante della barca rinforza gli addominali.

COME ENTRARE NELLA POSIZIONE

Da *dandasana* piega le ginocchia, solleva i piedi da terra e porta il peso all'indietro, sugli ischi. Raddrizza le gambe e le braccia, portandole a un angolo di 45 gradi, così da trovarti nella posizione della barca. Da qui, abbassa il busto e le gambe fino a 30 centimetri da terra. Contrai forte gli addominali per evitare di sforzare la parte inferiore della schiena.

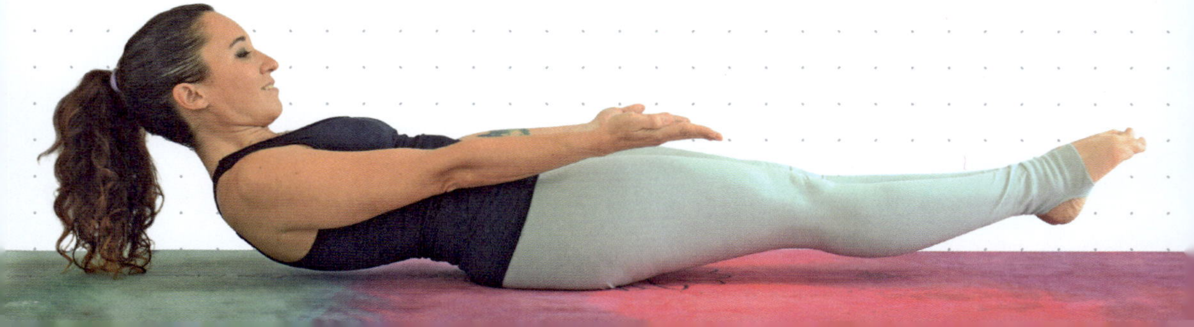

Sequenza della settimana

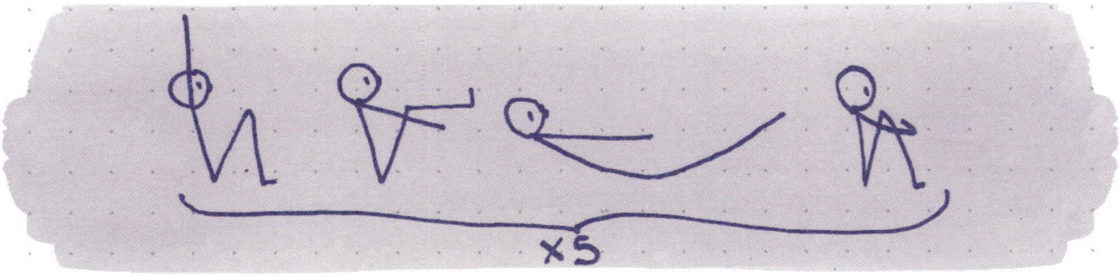

Giorno 17

Colorami!

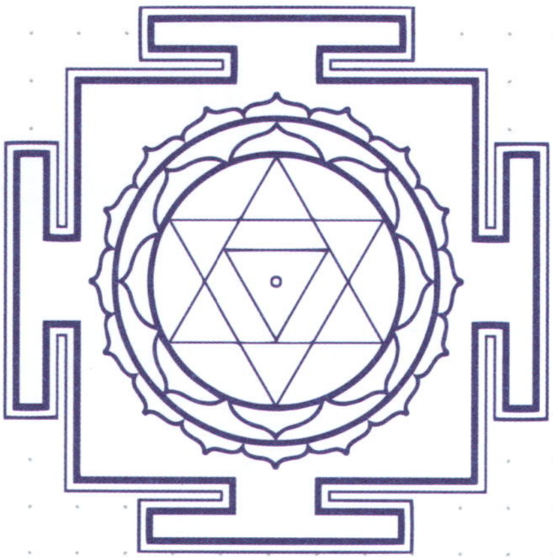

Giorno 18

"

*L'uomo coraggioso
non è colui
che non prova paura,
ma colui che riesce
a superarla.*

Nelson Mandela

QUAL È L'ULTIMA PAURA CHE HAI AFFRONTATO?

Giorno 19

Libro consigliato

TANTRA:
L'INIZIAZIONE
DI UN OCCIDENTALE
ALL'AMORE ASSOLUTO
di Daniel Odier

Giorno 20

Meditazione del ciclo

Medita sulla tua energia sessuale. Seduto, porta l'attenzione sul secondo chakra, *Svadhistana*, nell'area dei genitali. Immagina una luce calda di colore arancione che si diffonde da questa zona. Rimani ad ascoltare le sensazioni che provi.

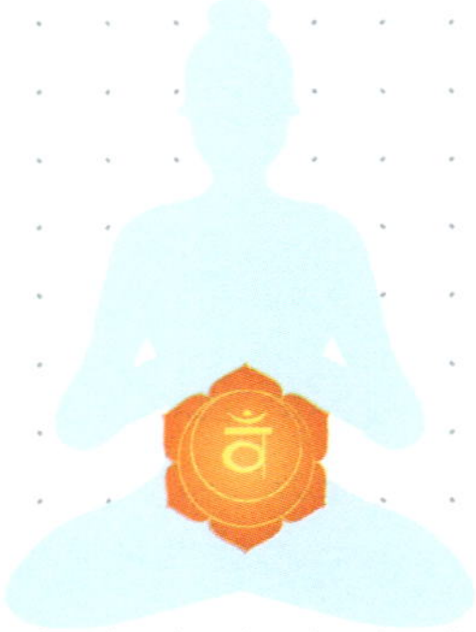

Giorno 21

Tempo dedicato a me

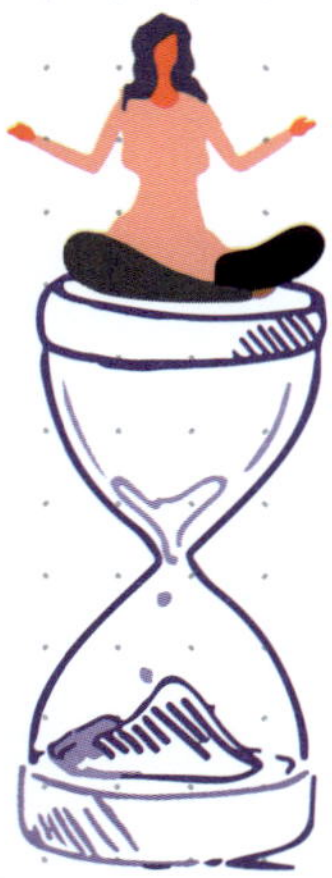

"Le mie note"

Lolasana

Il dondolo è una di quelle posizioni yoga in cui la lunghezza delle braccia fa una grande differenza.

COME ENTRARE NELLA POSIZIONE

Siediti sulle ginocchia con le caviglie incrociate sotto il sedere e le mani sul pavimento a metà coscia. Premi le mani, contrai gli addominali e solleva le gambe da terra. Dondola le gambe avanti e indietro.
Se le mani non arrivano a terra, usa dei mattoncini.

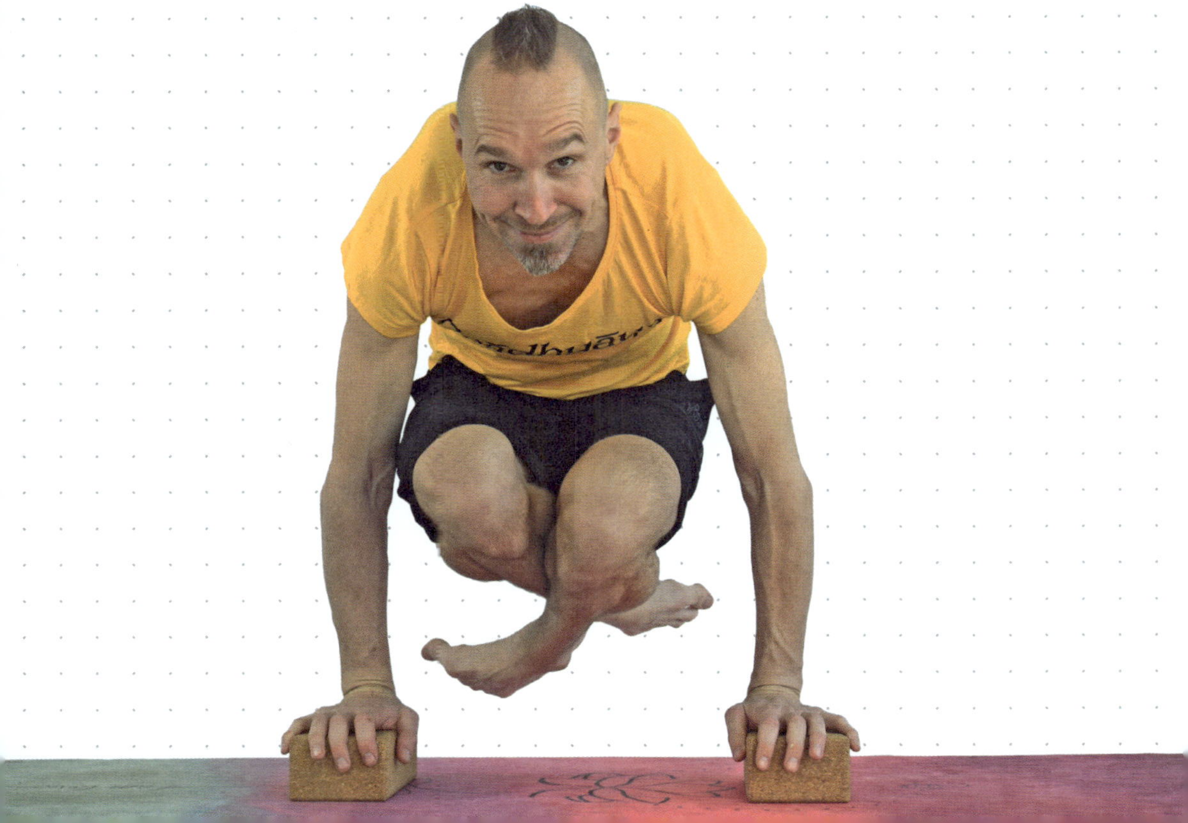

Giorno 23

Sequenza della settimana

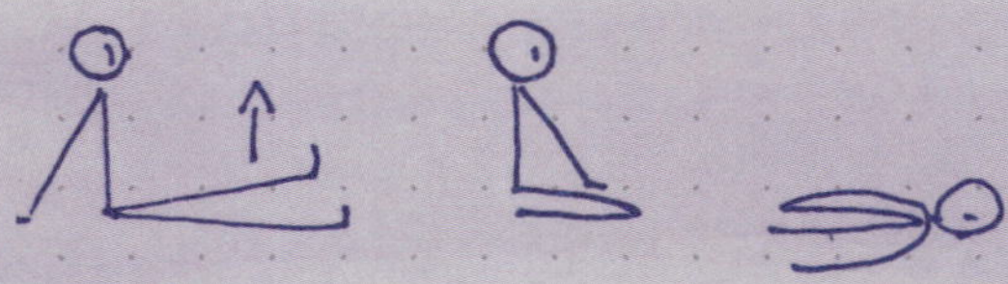

Giorno 24

Sorridi!

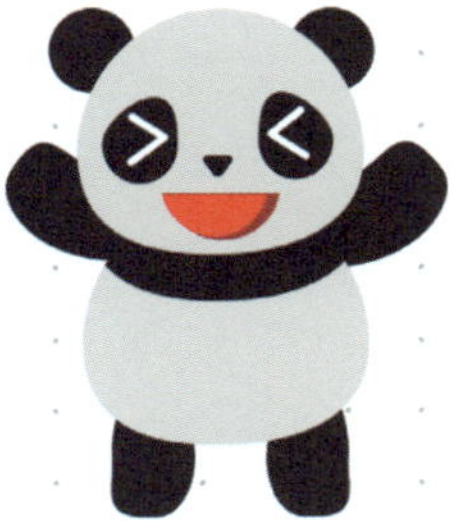

Giorno 25

"

L'amore
è una condizione
nella quale la felicità
di un'altra persona
è essenziale
per la tua felicità.

Robert A. Heinlein

COSA SUCCEDEREBBE SE AMASSIMO TUTTE LE PERSONE CHE CI CIRCONDANO?

Giorno 26

Tisana consigliata

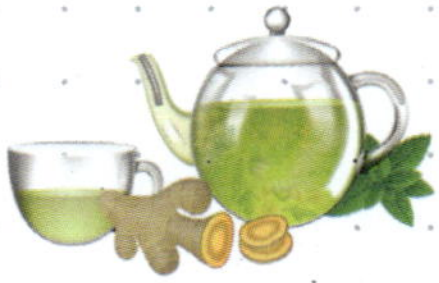

Sai che si può fare un'ottima tisana anche con lo zenzero?
Grattugia un pezzo di radice di zenzero, falla bollire in acqua per un po' e avrai un'ottima bevanda in grado di favorire anche la digestione.

Giorno 27

Dividi la respirazione in quattro fasi: inspira, trattieni il respiro dentro, espira, trattieni il respiro fuori. In quest'ultima fase attiva *Mula Bandha*, i muscoli del pavimento pelvico.

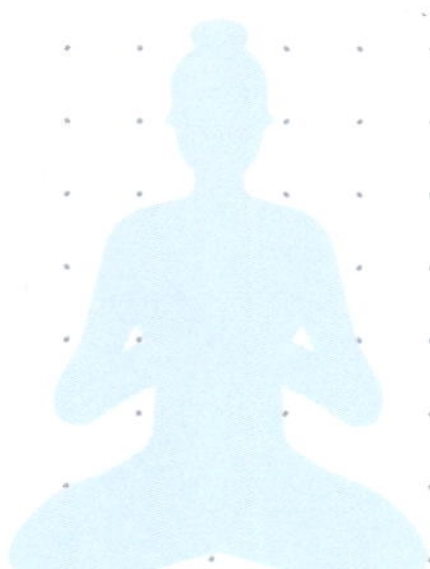

Pranayama

Tempo dedicato a me

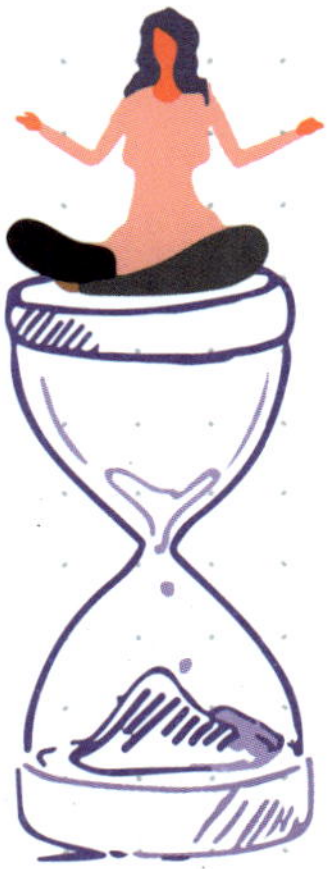

"Le mie note"

Ciclo 5

Aparigraha

non possessività

Da ragazzo dei giornali a milionario: è questo il "sogno americano", e non solo il sogno degli americani. Molte persone pensano che se solo avessero più soldi sarebbero più felici. Lo sai che questa credenza è stata studiata dagli scienziati? Hanno chiesto a persone che guadagnavano 50.000 euro l'anno di quanti soldi avrebbero avuto bisogno per essere più felici e queste persone hanno risposto 100.000. Hanno quindi fatto la stessa domanda a persone con un reddito di 100.000 euro l'anno e sai qual è stata la risposta? 150.000. Ma quelli che guadagnavano 150.000 volevano 200.000 e così via. E che dire di tutte le popstar e i divi del cinema che navigano nell'oro? Quanti di loro usano alcol e droghe per trovare la felicità in qualcosa di esterno a loro? Abbiamo trascorso un sacco di tempo pensando al possesso, ai soldi che ci farebbero felici invece di rendere bello il momento presente, di rendere il momento presente un momento felice.

Lo yoga è esattamente questo. Smettila di pensare a «cosa sarebbe se...» e invece rendi bello il presente. La felicità non è nel possesso, la felicità è essere nel momento, ascoltare gli uccellini cantare, guardare un bambino che gioca, osservare una farfalla che vola da un fiore a un altro. È tutta intorno a te. Non hai bisogno di nulla.

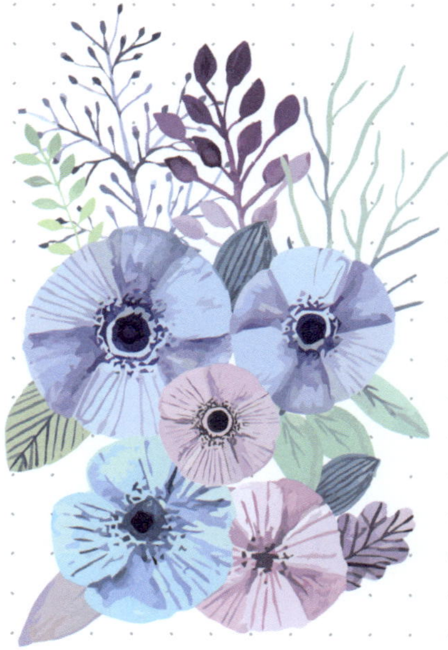

Camatkarasana

Posizione del ciclo 5

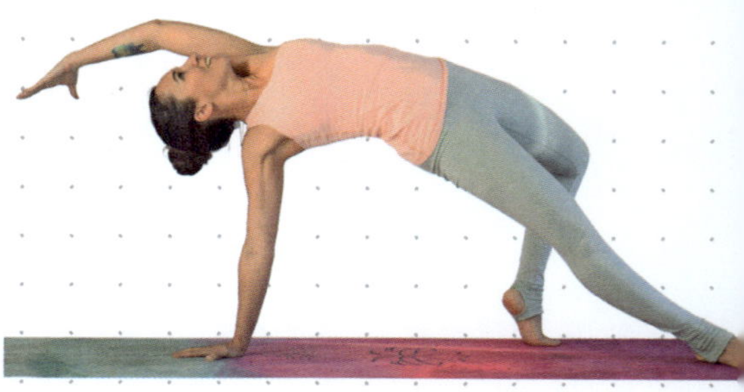

Giorni di pratica

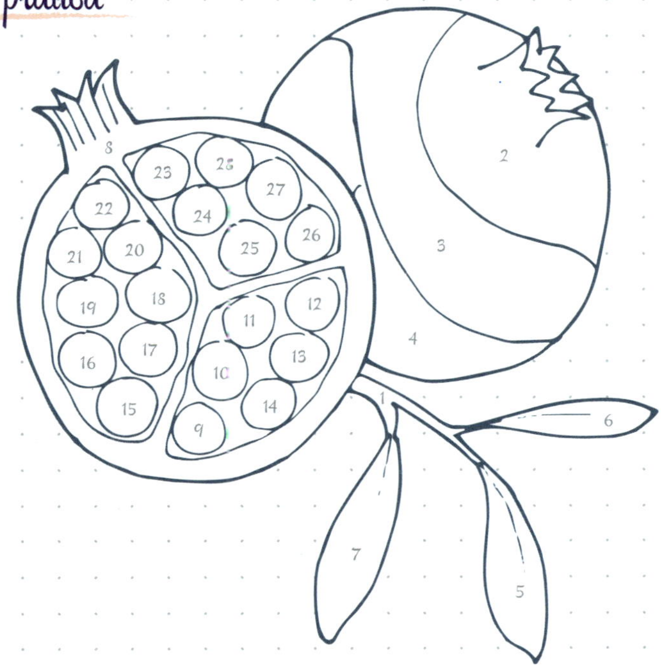

Camatkarasana è un'estensione indietro giocosa, perfetta come riscaldamento e per abituare il corpo a flettersi all'indietro.

COME ENTRARE NELLA POSIZIONE

Dal cane a testa in giù solleva la gamba destra e piegala al ginocchio. Apri l'anca in modo da fare la spaccata nel cane a testa in giù. Rotola sull'esterno del piede sinistro e lascia che la gamba destra arrivi a toccare il pavimento alla tua sinistra, così da ritrovarti capovolto. Allo stesso tempo porta il braccio destro in alto, sopra la testa.

"Le mie note"

Anjaneyasana

L'affondo basso è un ottimo allungamento per l'ileopsoas, un muscolo che si trova in profondità nel corpo e si sviluppa dalle vertebre inferiori all'interno della coscia.

COME ENTRARE NELLA POSIZIONE

Inizia dal cane a testa in giù e fai un passo avanti con il piede destro. Allinea il ginocchio alla caviglia e assicurati che non cada verso l'interno o l'esterno. Abbassa a terra il ginocchio sinistro. Inspira sollevando le braccia in alto, espira e aprile a 45 gradi rispetto al corpo, con le dita rivolte al pavimento. Inclinati leggermente all'indietro e spingi la coscia sinistra maggiormente verso terra. Se il ginocchio destro si trova a essere di poco avanti rispetto alla caviglia va bene, a condizione che il peso sia su entrambe le gambe.

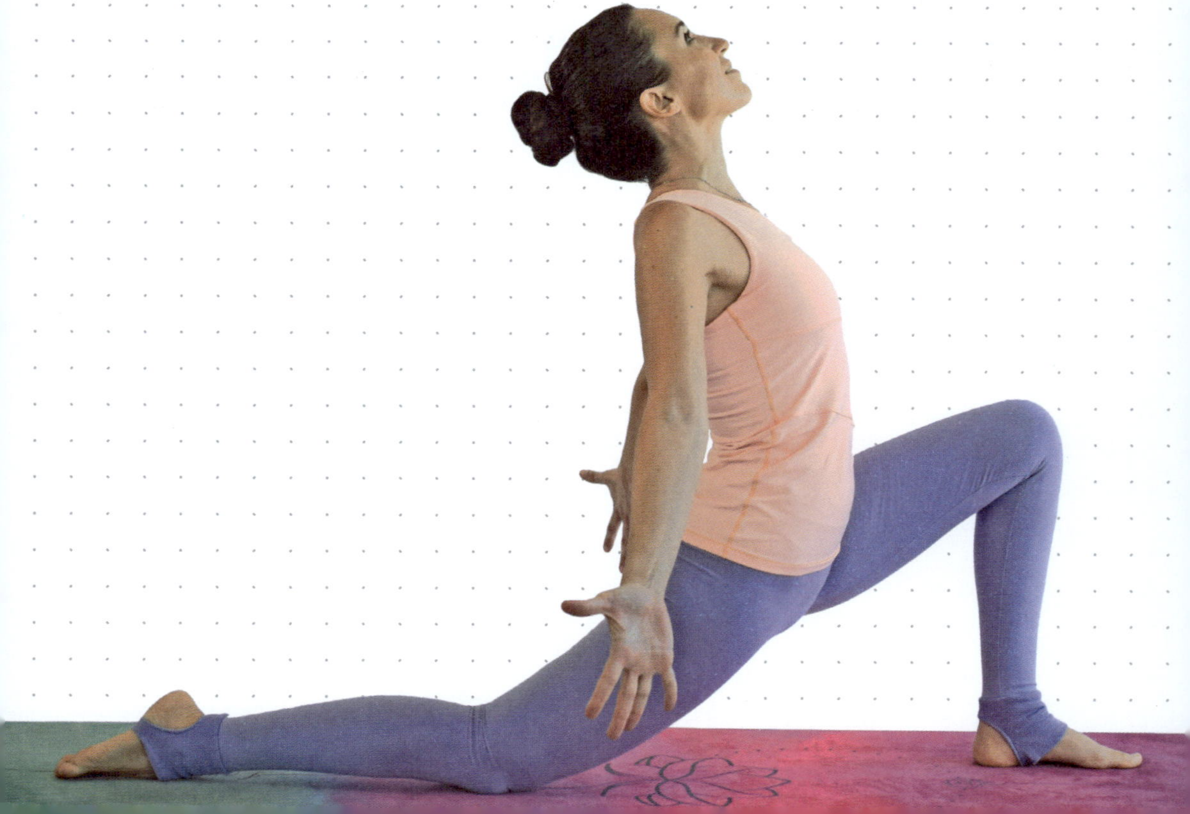

Sequenza della settimana

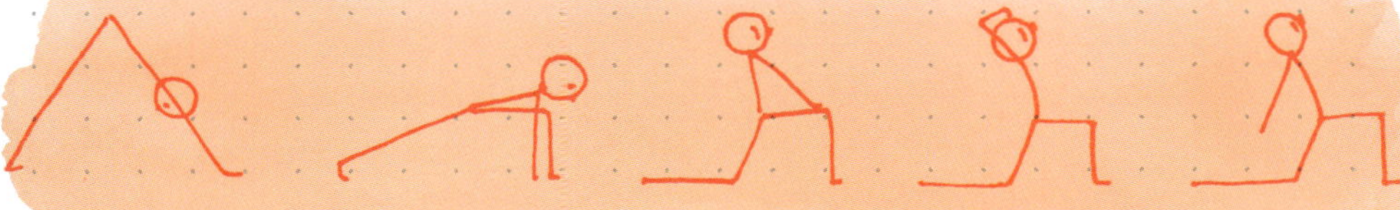

Giorno 3

Colorami!

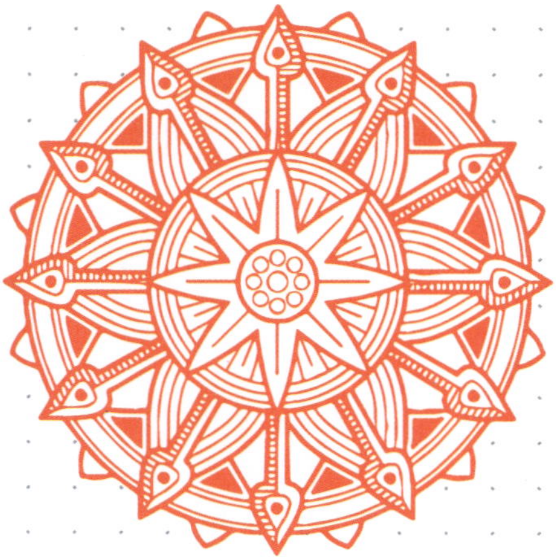

Giorno 4

“

Chiunque
può sentire
la voce interiore,
se lo desidera,
perché essa è in ognuno.

Mahatma Gandhi

DOVE E/O IN COSA CERCHI LA FELICITÀ?

Serata cinema

Giorno 5

INTO THE WILD
diretto da Sean Penn

Meditazione del ciclo

Giorno 6

Osserva il momento presente.
Puoi fare questa meditazione mentre cammini in strada o quando aspetti l'autobus o sei in coda al supermercato. Guardati intorno e osserva.

Giorno 7

Tempo dedicato a me

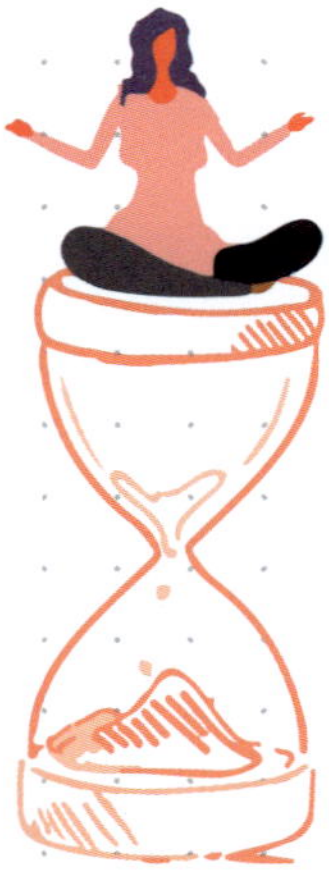

"Le mie note"

Ustrasana

Il cammello è una posizione che apre la zona del cuore, un'estensione indietro profonda, ma accessibile, grazie alle numerose variazioni che puoi praticare.

COME ENTRARE NELLA POSIZIONE

Inizia seduto sulle ginocchia e divaricale alla larghezza delle anche. Porta le cosce e il busto perpendicolari al pavimento. Attiva i muscoli delle cosce in modo da avere la sensazione di ruotare le cosce all'interno. Puoi mettere una palla tra le cosce e cercare di spingerla all'indietro. Porta il coccige verso il basso, attivando i muscoli addominali e pelvici. Appoggia le dita dei piedi sul pavimento e inspira mentre sollevi le braccia. Sull'espirazione tocca i talloni con le mani. Se sei lontano dal raggiungerli, metti dei mattoncini accanto ai piedi e allungati verso questi. Se per te è troppo, appoggia le mani sulla parte inferiore della schiena.
Se vuoi entrare più in profondità nella posizione, puoi distendere i piedi sul pavimento prima di appoggiarvi le mani.

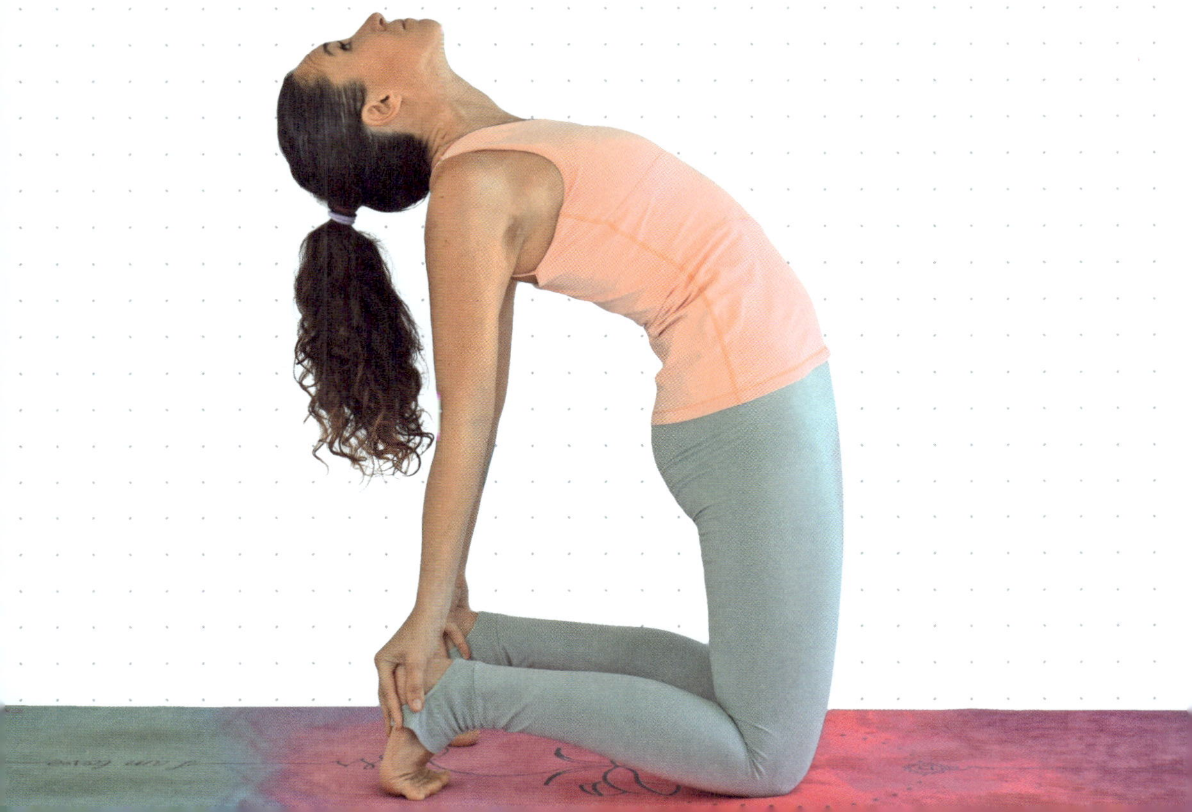

Giorno 9

Sequenza della settimana

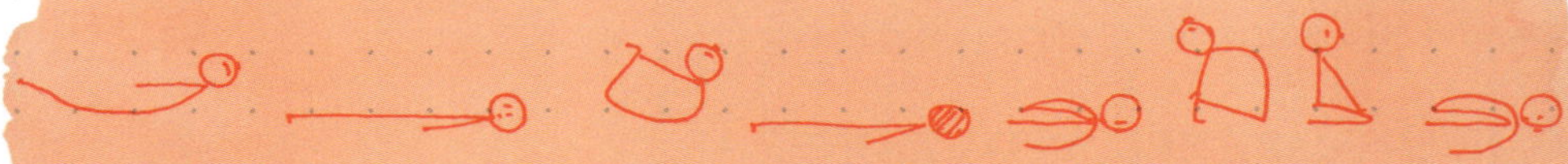

Giorno 10

Danza!

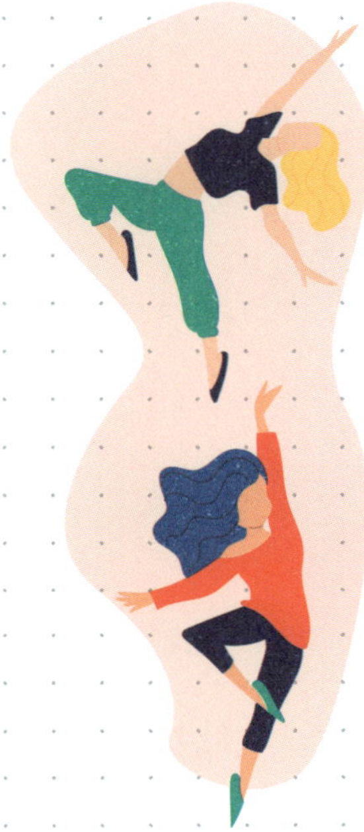

Giorno 11

"

Se non sei disposto a rischiare l'insolito, dovrai accontentarti dell'ordinario.

Jim Rohn

OSI LASCIARE ANDARE QUELLO CHE CONOSCI PER TROVARE CIÒ CHE NON CONOSCI?

Giorno 12

Canzone del ciclo

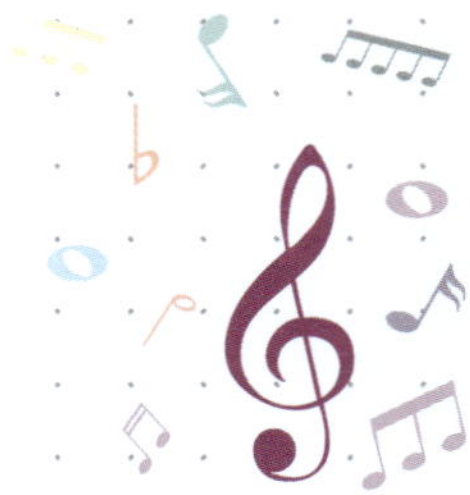

BE THE CHANGE
di MC Yogi

Giorno 13

Esegui una serie di *kapalabhati* (da 30 a 60 respirazioni) inspirando ed espirando attraverso il naso. Espira con forza contraendo l'addome, lascia che l'inspirazione avvenga spontaneamente. Al termine della serie inspira profondamente e trattieni il respiro. Rimani così ed espira quando necessario.

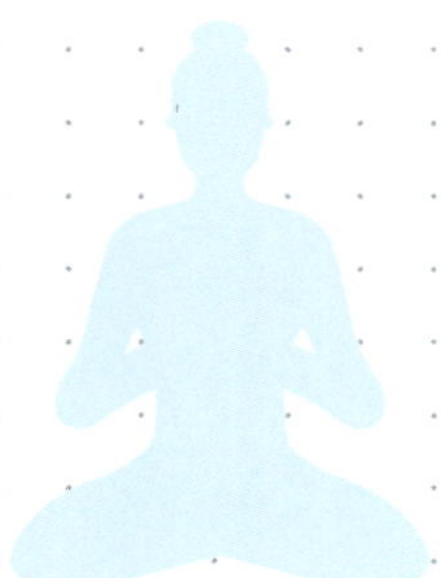

Pranayama

Tempo dedicato a me

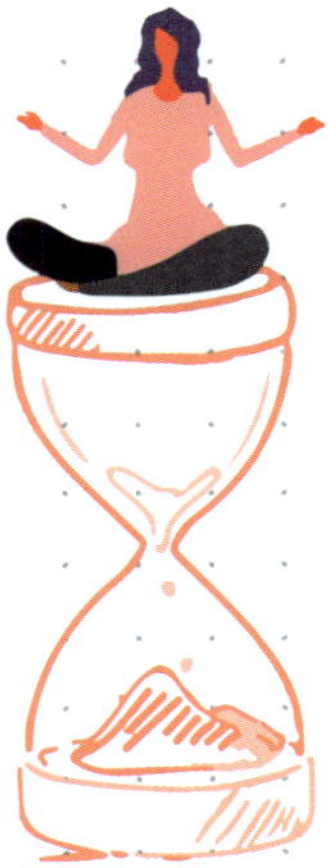

"Le mie note"

Virasana

Virasana allunga il quadricipite, mantiene le ginocchia sane e ha un'influenza positiva sugli archi del piede.

COME ENTRARE NELLA POSIZIONE

La posizione dell'eroe può essere praticata in due modi. Nella versione più facile, siedi sulle ginocchia con i talloni sotto il sedere, nella versione più avanzata, siedi con il sedere sul pavimento, tra i piedi.

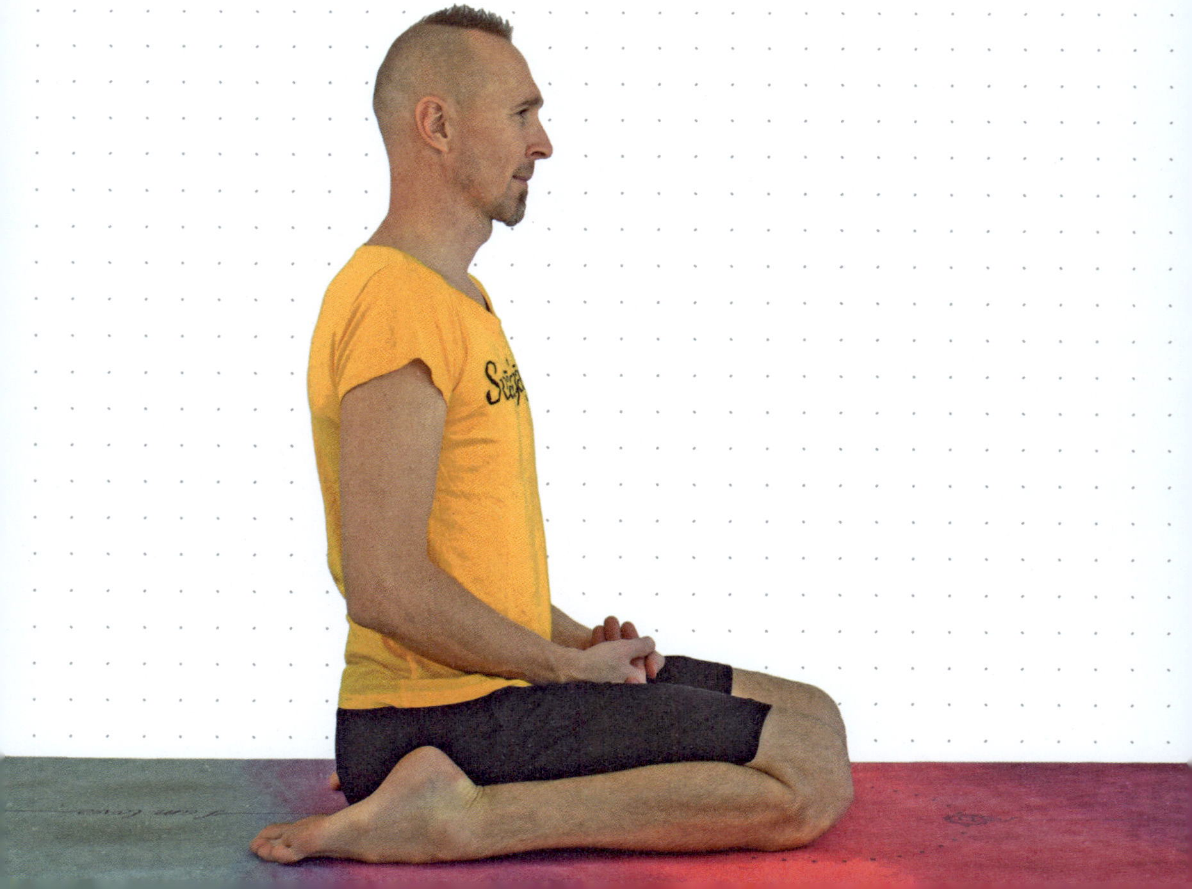

Sequenza della settimana

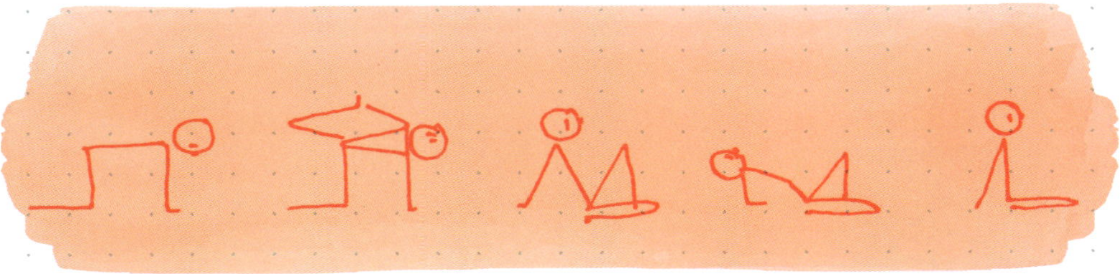

Giorno 17

Colorami!

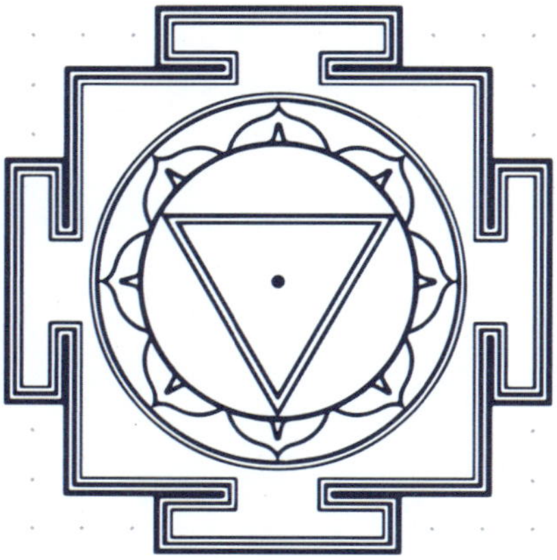

Giorno 18

"

La felicità
non è una cosa
che trovi già pronta.
Nasce
dalle tue azioni.

Dalai Lama XIV

HAI CREATO FELICITÀ OGGI?

Giorno 19

Libro consigliato

SETTE ANNI IN TIBET
di Heinrich Harrer

Giorno 20

Meditazione del ciclo

Osserva il momento presente.
Puoi fare questa meditazione mentre cammini in strada o quando aspetti l'autobus o sei in coda al supermercato. Guardati intorno e osserva.

Giorno 21

Tempo dedicato a me

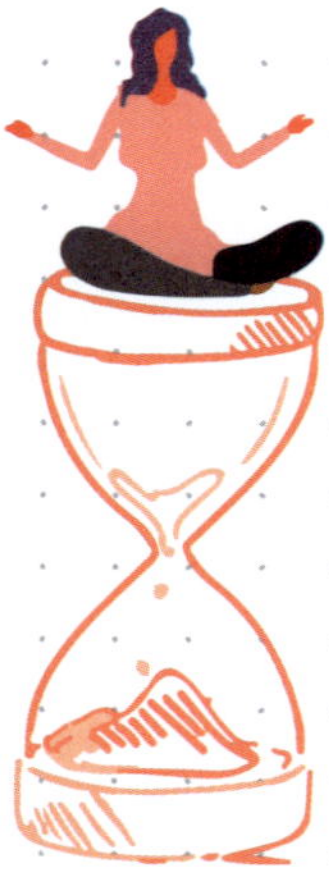

"Le mie note"

Natarajasana

Il Signore della danza favorisce l'apertura di tutta la parte anteriore del corpo e migliora l'equilibrio. Prende il nome da Shiva che, secondo la cultura yogica, fu il primo guru a insegnare lo yoga.

COME ENTRARE NELLA POSIZIONE

In piedi, porta il peso sul piede sinistro. Estendi la gamba destra all'indietro e afferra l'interno del piede con la mano destra. Inspirando, solleva il braccio in alto e sull'espirazione piegati in avanti, arcuando la colonna vertebrale e avvicinando il tallone destro alla testa.
Se hai la flessibilità puoi piegare il braccio sinistro e afferrare il piede anche con la mano sinistra.

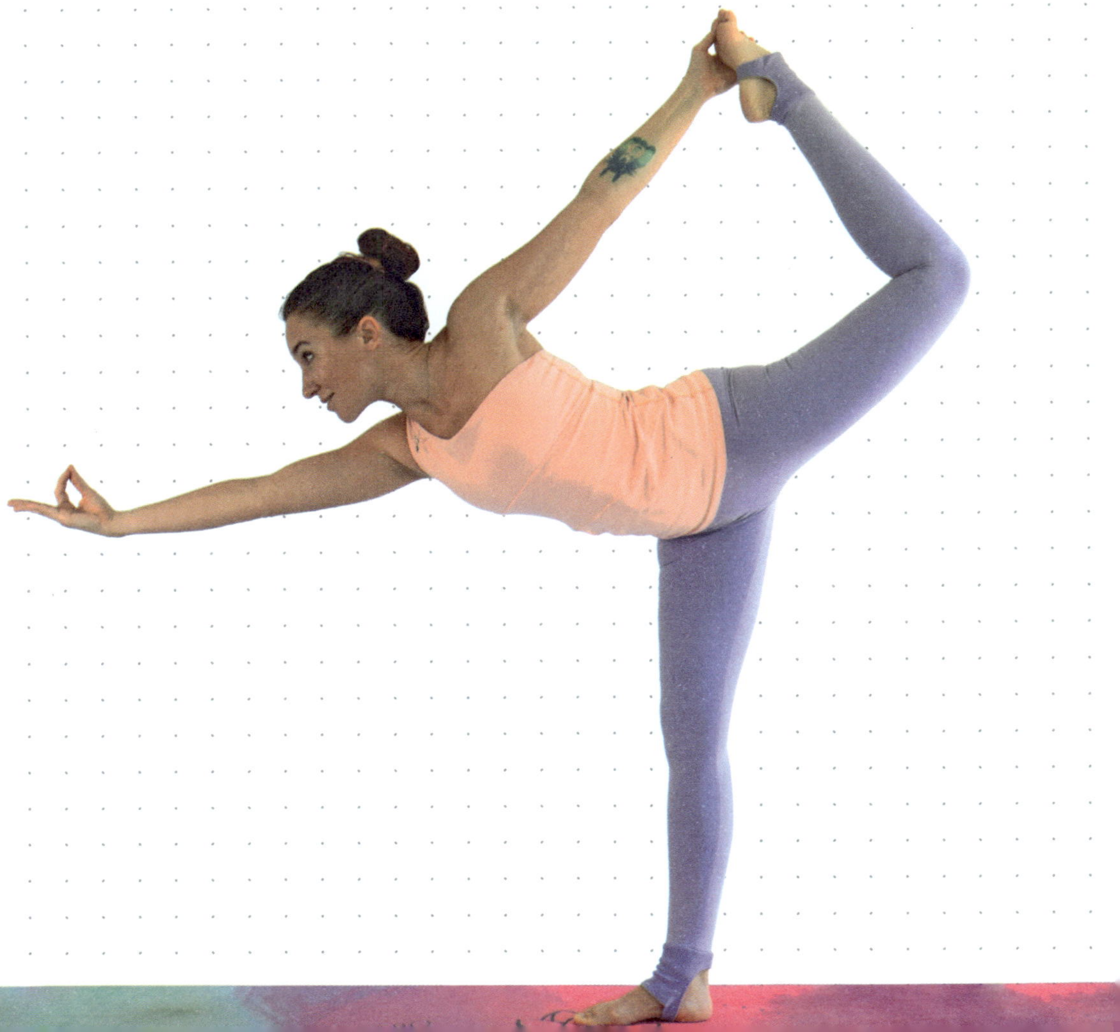

Giorno 23

Sequenza della settimana

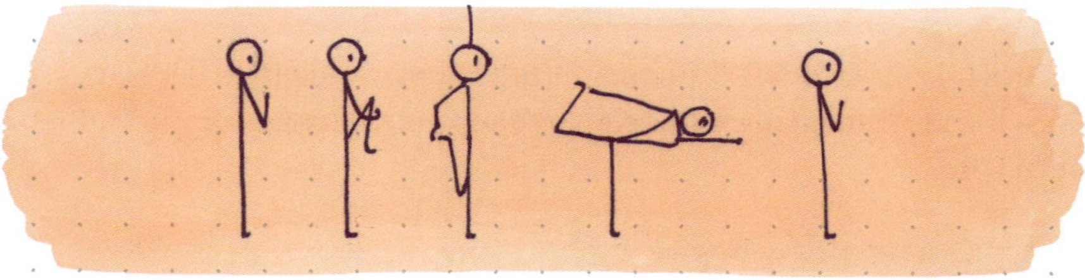

Giorno 24

Sorridi!

Giorno 25

"

Il successo
è ottenere ciò che vuoi,
la felicità è volere
ciò che hai.

W.P. Kinsella

SCEGLI IL SUCCESSO O LA FELICITÀ?

Giorno 26

Snack consigliato

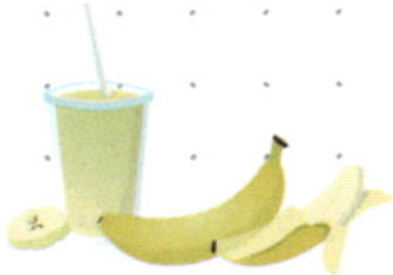

FRULLATO

Miscela delle banane, del cacao amaro in polvere, la polpa e l'acqua di un cocco (e alcuni datteri se vuoi renderlo dolce) e otterrai un ottimo frullato energizzante.

Giorno 27

Esegui una serie di *kapalabhati* (da 30 a 60 respirazioni) inspirando ed espirando attraverso il naso. Espira con forza contraendo l'addome, lascia che l'inspirazione avvenga spontaneamente. Al termine della serie inspira profondamente e trattieni il respiro. Rimani così ed espira quando necessario.

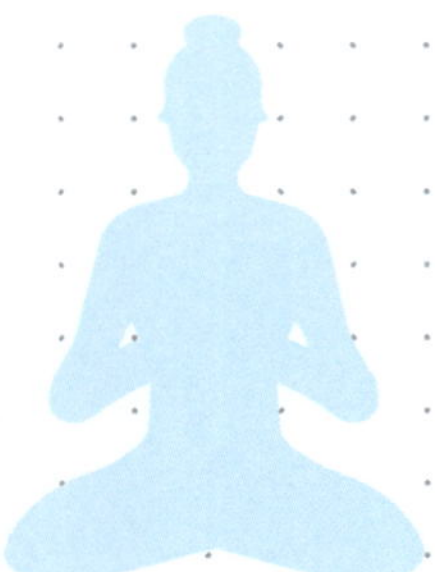

Pranayama

Tempo dedicato a me

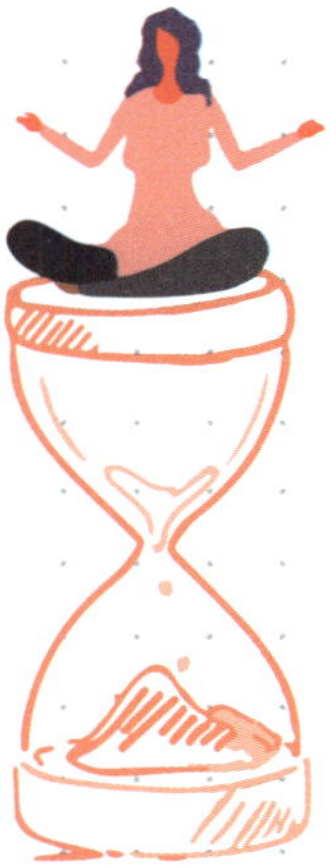

"Le mie note"

Ciclo 6

Saucha

essere puliti

Tutti aspiriamo a un "corpo sano in una mente sana", ma quanto è sano il nostro corpo? Spesso non ci muoviamo abbastanza, passiamo troppe ore davanti alla televisione, al computer o al telefono, mangiamo cibi artificiali e alimenti pieni di veleni, come l'aspartame. Se vogliamo davvero avere un corpo sano che sia il tempio della nostra mente sana, dobbiamo smettere di avvelenarci e iniziare a prenderci cura del nostro corpo mangiando correttamente, muovendoci abbastanza e con intelligenza. O come dicono gli yogi: dobbiamo essere puliti fuori e dentro.

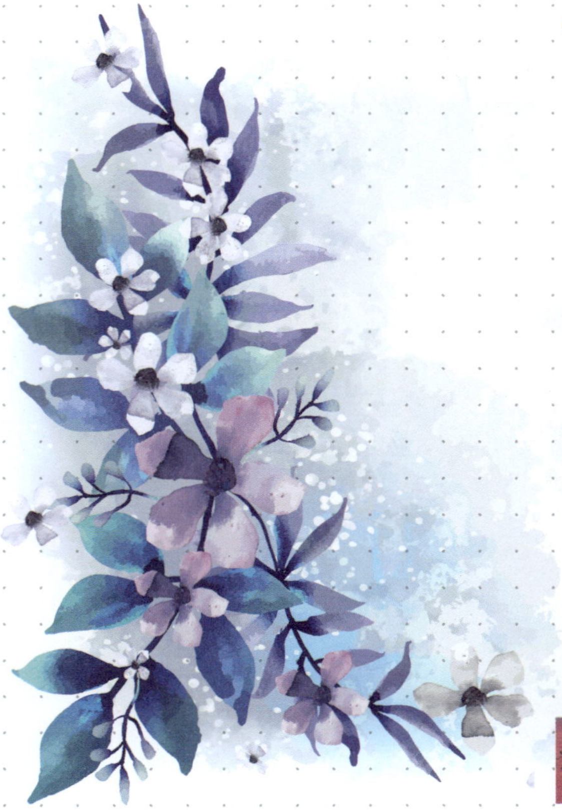

Bharadvajasana

Posizione del ciclo 6

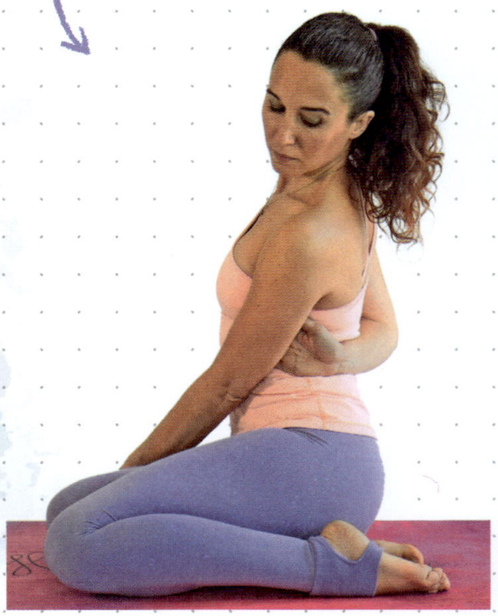

Giorni di pratica

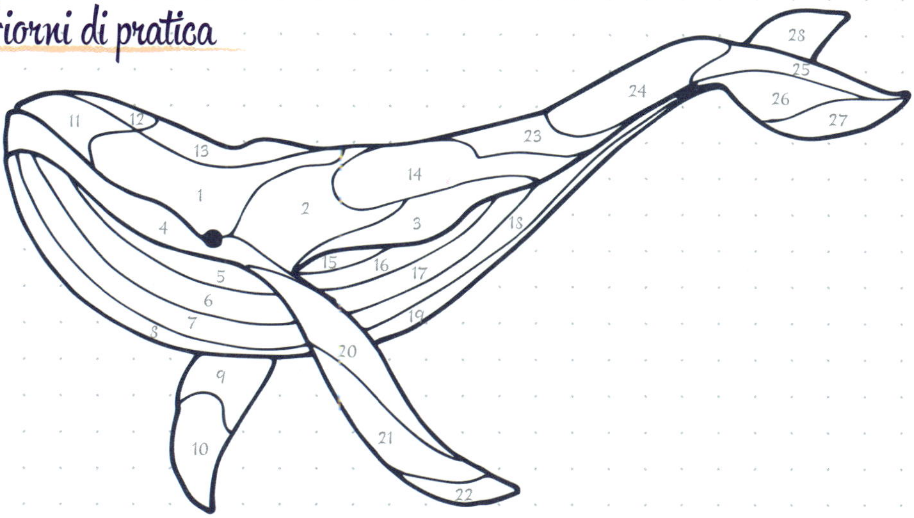

Lo yoga consiste nel pulire la mente e il corpo, dentro e fuori. Dentro significa disintossicarsi, liberarsi di tutte le tossine che introduciamo nel corpo sotto forma di cibo artificiale, conservanti, coloranti chimici e così via.

Bharadvajasana, una torsione gentile che prende il nome da Bharadvaj, un eroe del poema classico indiano Mahabharata, ci aiuta a farlo, massaggiando gli intestini. Allo stesso tempo aumenta la flessibilità nella parte superiore e inferiore della colonna vertebrale.

COME ENTRARE NELLA POSIZIONE

Siediti in *dandasana*. Piega le gambe e porta entrambi i piedi accanto al gluteo destro. Cerca di tenere entrambi i glutei sul pavimento. Fai una torsione del tronco a un'angolazione di 45 gradi verso sinistra. Fai scivolare la mano destra sotto il ginocchio, tieni il braccio teso. Avvolgi il braccio sinistro intorno alla schiena, piegalo al gomito e cerca di afferrare la parte alta del braccio destro. Guarda al di sopra della spalla destra.

"Le mie note"

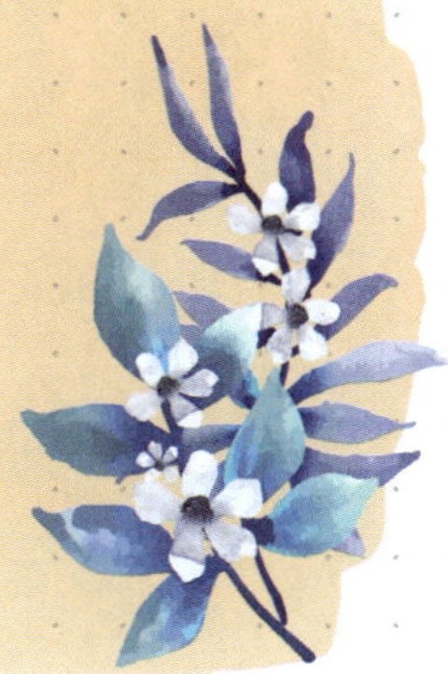

Utthita trikonasana

VARIANTE

La posizione del triangolo esteso apre i lati del corpo. Dedichiamo molto tempo all'aprire la parte anteriore e posteriore del corpo, ma spesso ci dimentichiamo dei lati, che invece sono molto importanti per diverse posizioni, come le estensioni all'indietro.

COME ENTRARE NELLA POSIZIONE

Da *tadasana,* fai un passo indietro con il piede destro e ruotalo a un'angolazione di 30 gradi. Il piede sinistro rimane rivolto in avanti. Apri le braccia di lato, i palmi guardano in basso. I piedi dovrebbero trovarsi più o meno sotto i polsi. Sposta i fianchi verso destra, allunga il braccio sinistro verso sinistra e abbassa la mano sinistra fino alla tibia o al pavimento, mentre sollevi la mano destra in alto. Le tue braccia formano così una linea. Mantieni il corpo su un unico piano aprendo il petto e il fianco destro verso il soffitto. La mano in basso può essere appoggiata su un mattoncino, sulla tibia o sul pavimento. Ora, lentamente porta il braccio superiore sopra la testa, allungando ulteriormente il lato del corpo.

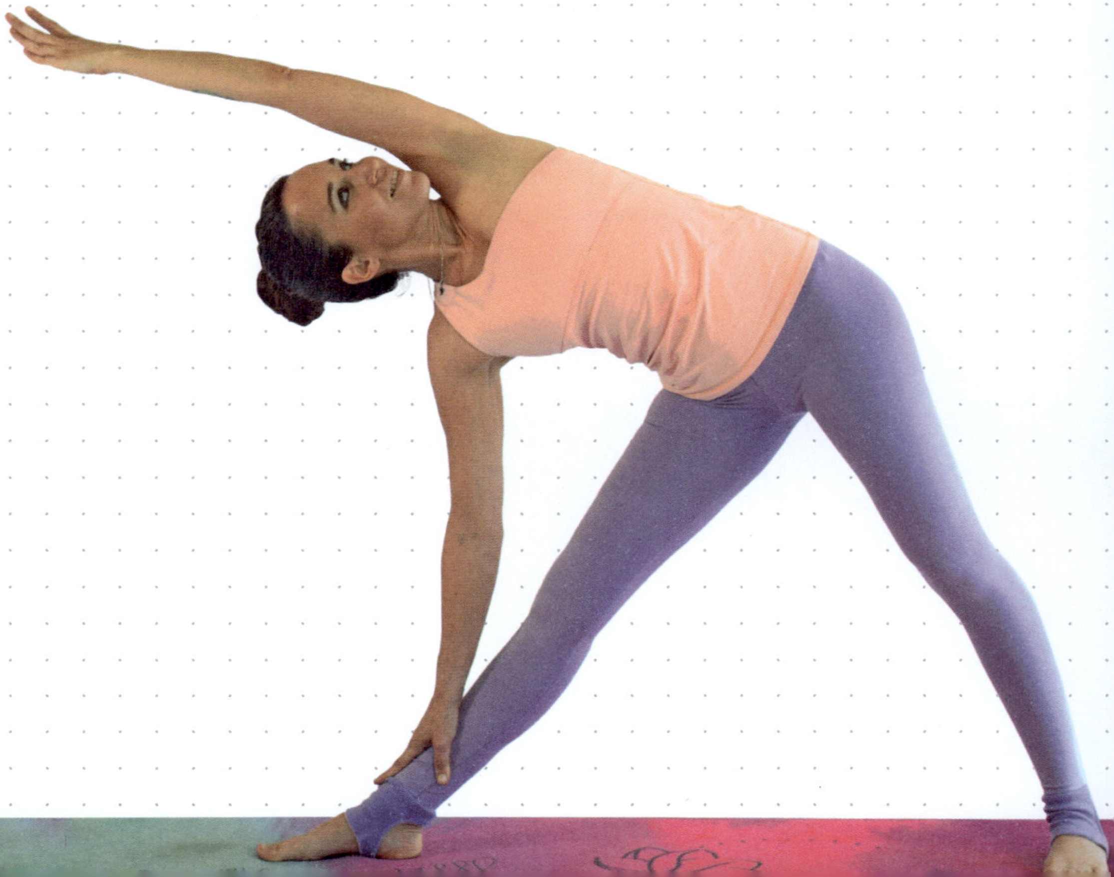

Sequenza della settimana

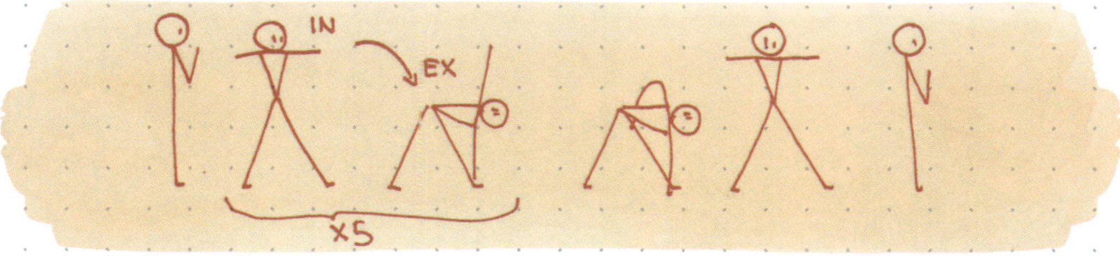

Giorno 3

Colorami!

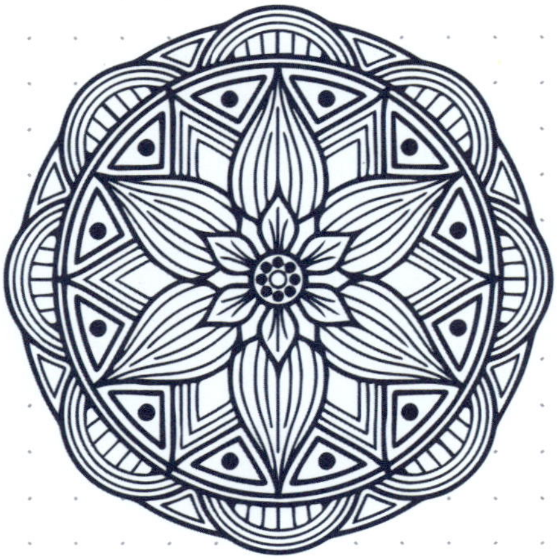

Giorno 4

“I deboli non possono perdonare. Il perdono è l'attributo dei forti.

Mahatma Gandhi

C'È QUALCOSA CHE DOVRESTI PERDONARE?

Serata cinema

Giorno 5

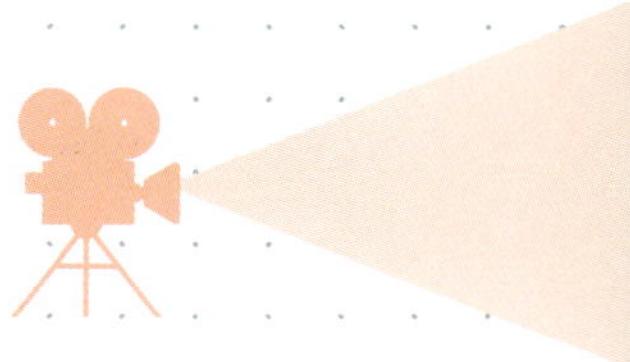

SUPERSIZE ME

diretto da Morgan Spurlock

Meditazione del ciclo

Giorno 6

Scrivi su un foglio di carta i pensieri «tossici» che hai costantemente.
Siedi in meditazione e visualizza un fuoco davanti a te. Quando sei pronto a liberarti di questi pensieri, getta il foglio nel fuoco (puoi anche gettarlo in un fuoco vero).

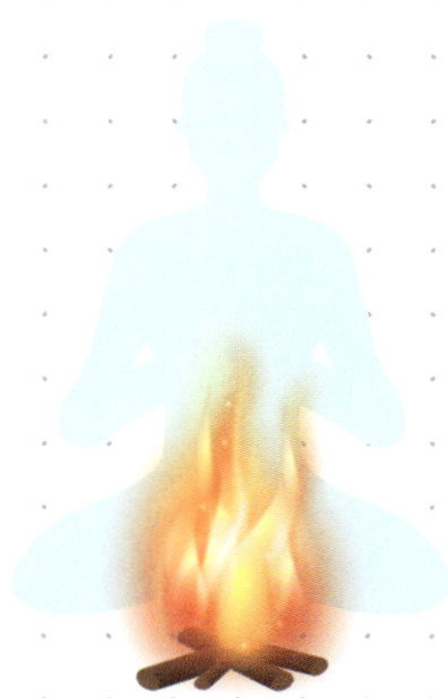

Giorno 7

Tempo dedicato a me

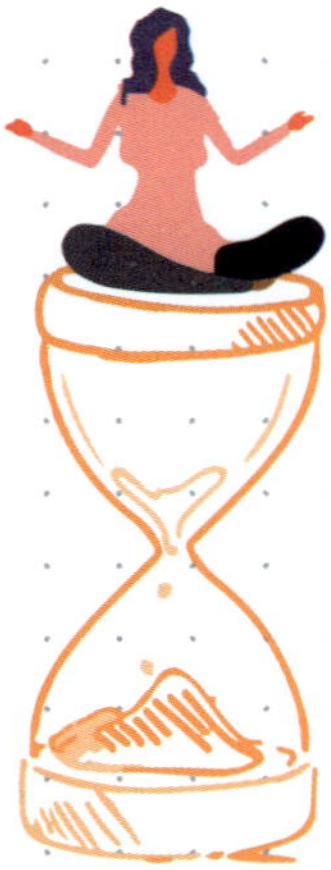

"Le mie note"

Parighasana

Il cancello è un'altra ottima posizione per aprire i lati.

COME ENTRARE NELLA POSIZIONE

Inizia con le ginocchia a terra rivolte verso il lato lungo del tappetino. Stendi la gamba destra e porta il piede destro parallelo al lato anteriore del tappetino. Apri le braccia lateralmente, fai un'inspirazione profonda e sull'espirazione abbassa la mano destra sulla gamba destra, portando il braccio sinistro sopra la testa e verso destra.
Continua ad aprire i fianchi e il petto per allungare la parte laterale del corpo e non trasformare la posizione in una flessione in avanti.

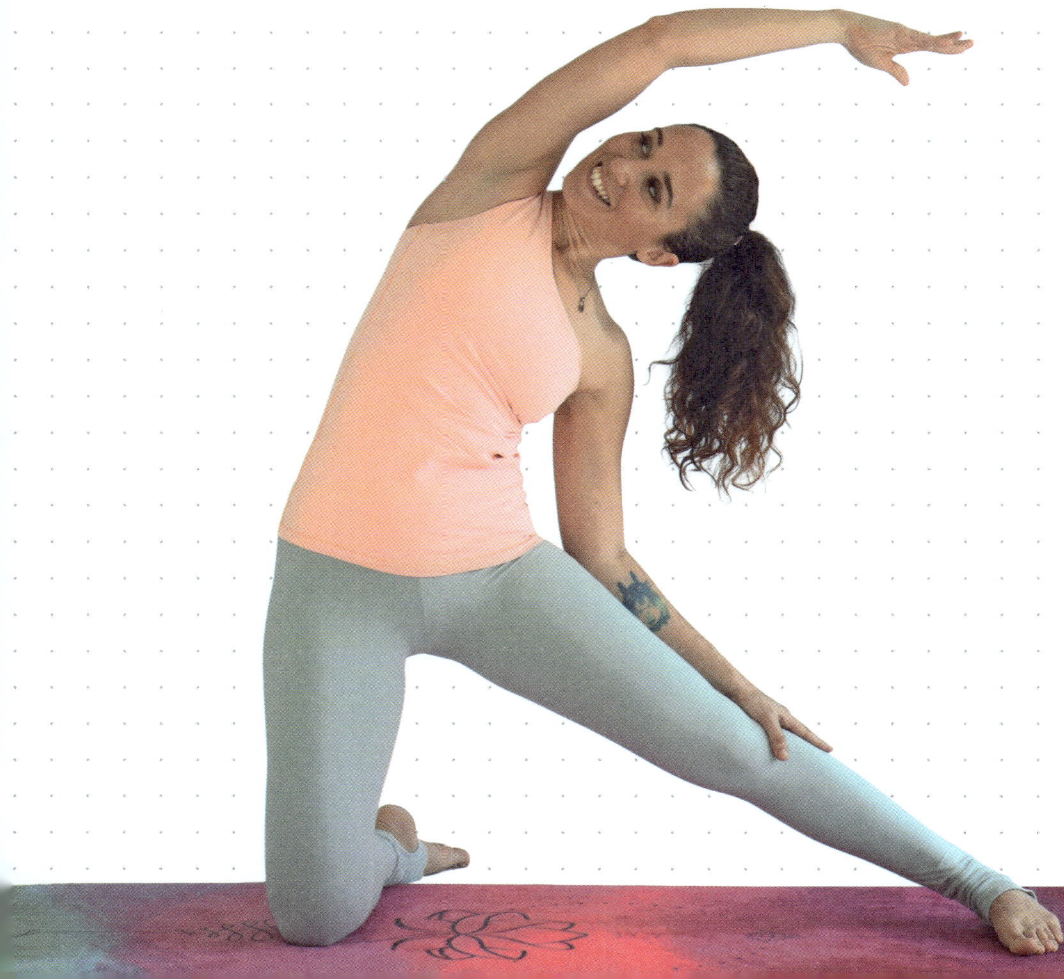

Giorno 9

Sequenza della settimana

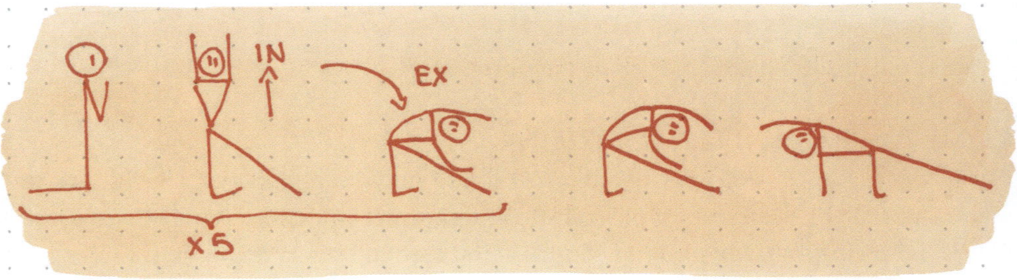

Giorno 10

Danza!

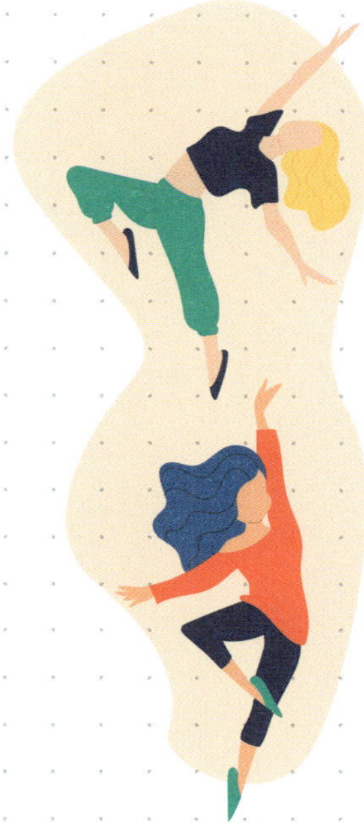

Giorno 11

"Quello che senti è quello che diventi. È tua responsabilità."

Osho

CHE COSA TI DICE LA TUA MENTE E PERCHÉ?

Giorno 12

Canzone del ciclo

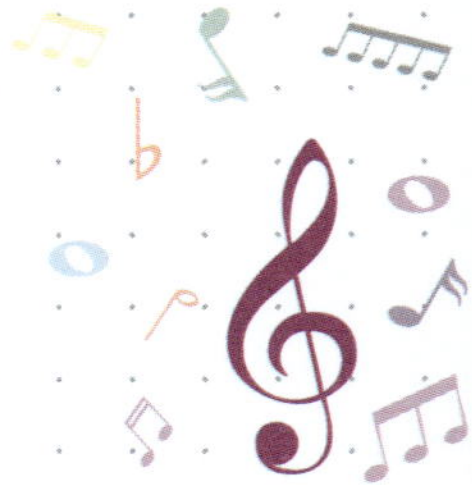

BANANA
PANCAKES
di Jack Johnson

Giorno 13

Esegui *kapalabhati pranayama* per tre cicli da 30 a 60 respirazioni ognuno.
Torna al giorno 13 del ciclo 5 per rileggere come eseguire la pratica.

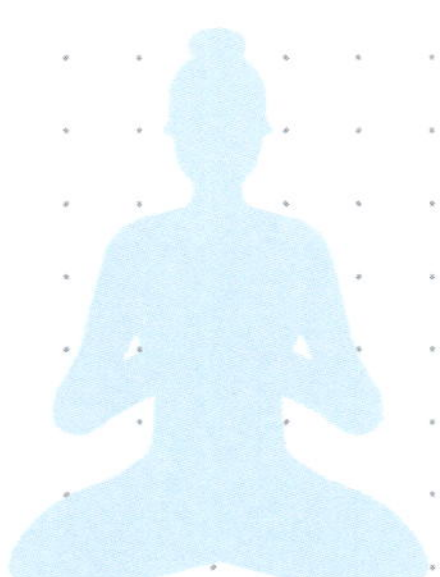

Pranayama

Giorno 14

Tempo dedicato a me

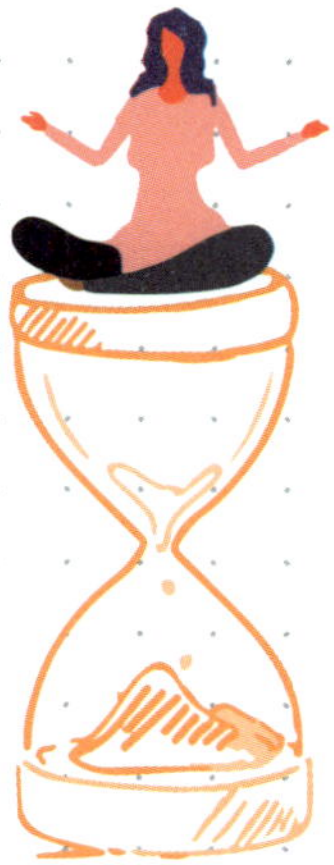

"Le mie note"

Parivritta parsvakonasana

VARIANTE

La posizione del triangolo ruotato migliora la digestione, favorendo la disintossicazione.

COME ENTRARE NELLA POSIZIONE

Da *tadasana* fai un passo indietro con il piede destro e appoggiati sull'avampiede. Tieni i fianchi paralleli al lato anteriore del tappetino. Inspira portando in alto le braccia e congiungi le mani sopra la testa. Espira, piega la gamba sinistra, piega le braccia e porta il gomito destro sull'esterno della coscia sinistra. Porta le mani davanti allo sterno e guarda verso l'alto, al di sopra della spalla sinistra.

Se hai la flessibilità puoi appoggiare tutta la pianta del piede destro sul pavimento, a un'angolazione di 30 gradi.

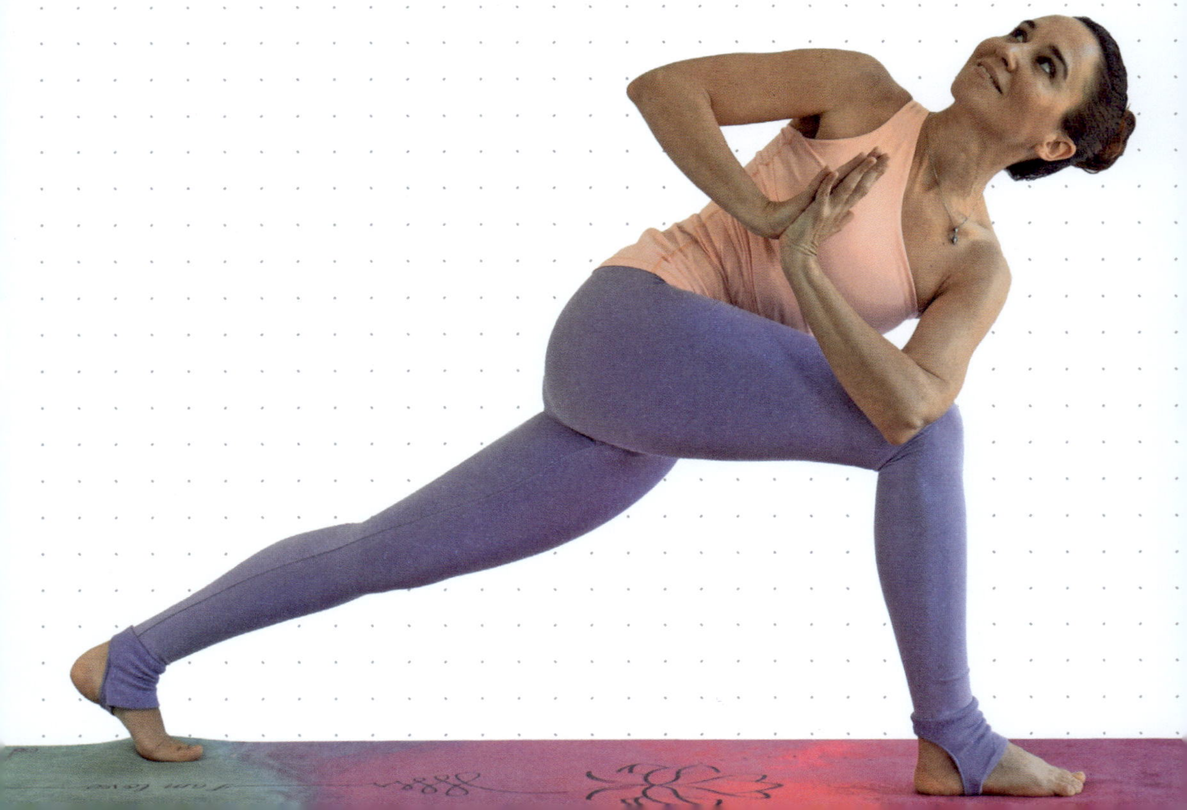

Sequenza della settimana

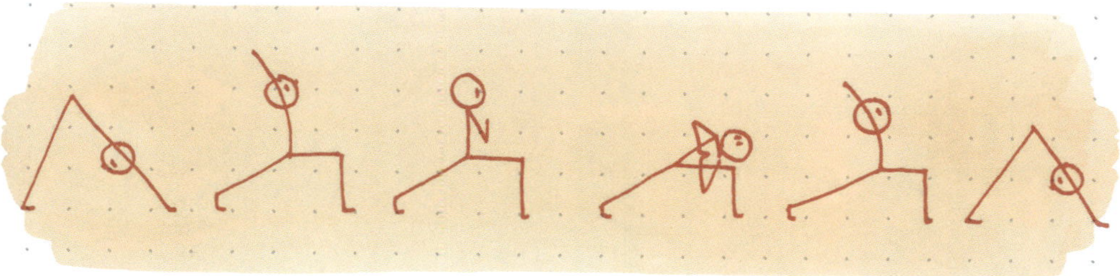

Giorno 17

Colorami!

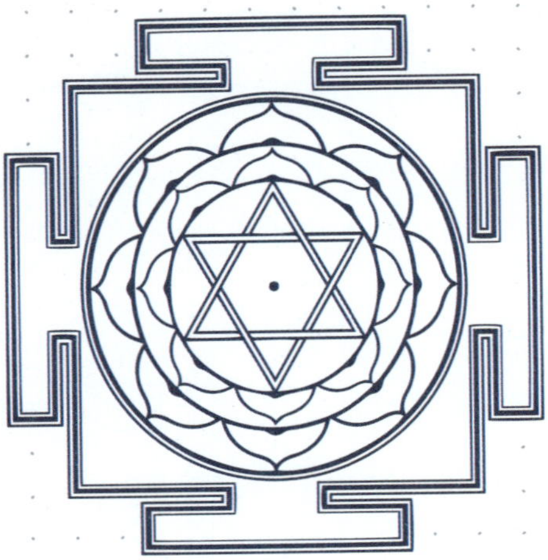

Giorno 18

“

La conoscenza
parla,
ma la saggezza
ascolta.

Jimi Hendrix

QUANDO È STATA L'ULTIMA VOLTA
CHE HAI DAVVERO ASCOLTATO UN AMICO?

Libro consigliato

Giorno 19

NAUSICAA
DELLA VALLE DEL VENTO
di Hayao Miyazaki
(manga)

Meditazione del ciclo

Giorno 20

Scrivi su un foglio di carta i pensieri «tossici» che hai costantemente.
Siedi in meditazione e visualizza un fuoco davanti a te. Quando sei pronto a liberarti di questi pensieri, getta il foglio nel fuoco (puoi anche gettarlo in un fuoco vero).

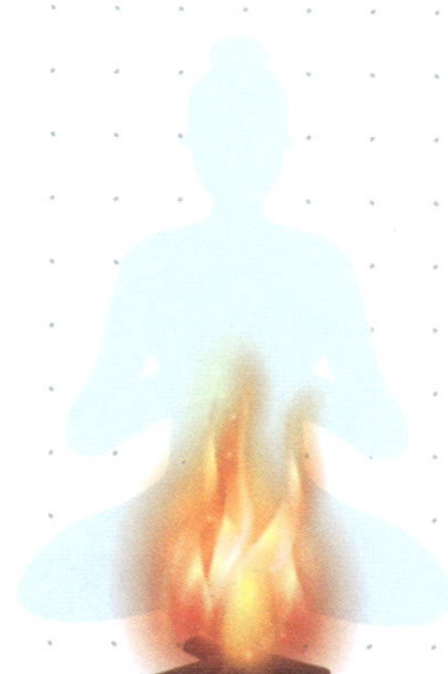

Giorno 21

Tempo dedicato a me

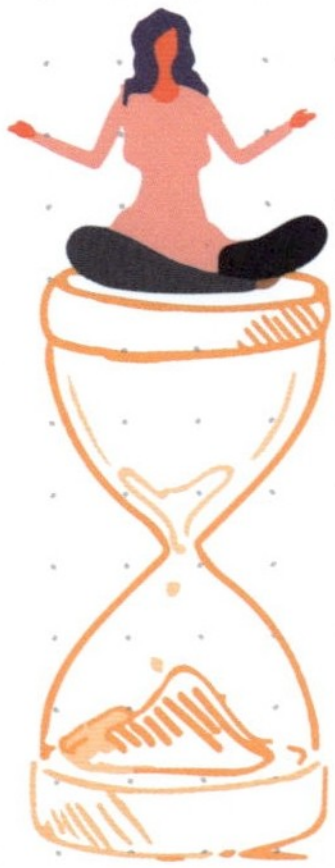

"Le mie note"

Ardha matsyendrasana

VARIANTE

La mezza posizione del signore dei pesci è una torsione profonda che massaggia il fegato e la milza, migliorando la flessibilità delle spalle e della colonna vertebrale.

COME ENTRARE NELLA POSIZIONE

Da *dandasana* piega la gamba destra e porta il tallone all'esterno del gluteo sinistro. Piega la gamba sinistra e porta il piede sinistro all'esterno della coscia destra, con il piede che tocca la coscia. Ruota il tronco verso sinistra e porta il gomito destro all'esterno del ginocchio sinistro. Piega il braccio.

Puoi restare qui oppure, se hai la flessibilità nelle spalle e la lunghezza delle braccia, avvolgi il braccio destro attorno al ginocchio e attraverso lo spazio dietro il ginocchio. Piega il braccio sinistro sulla schiena e cerca di afferrare la mano o le dita del braccio destro. Ruota la testa a sinistra e guarda al di sopra della spalla sinistra.

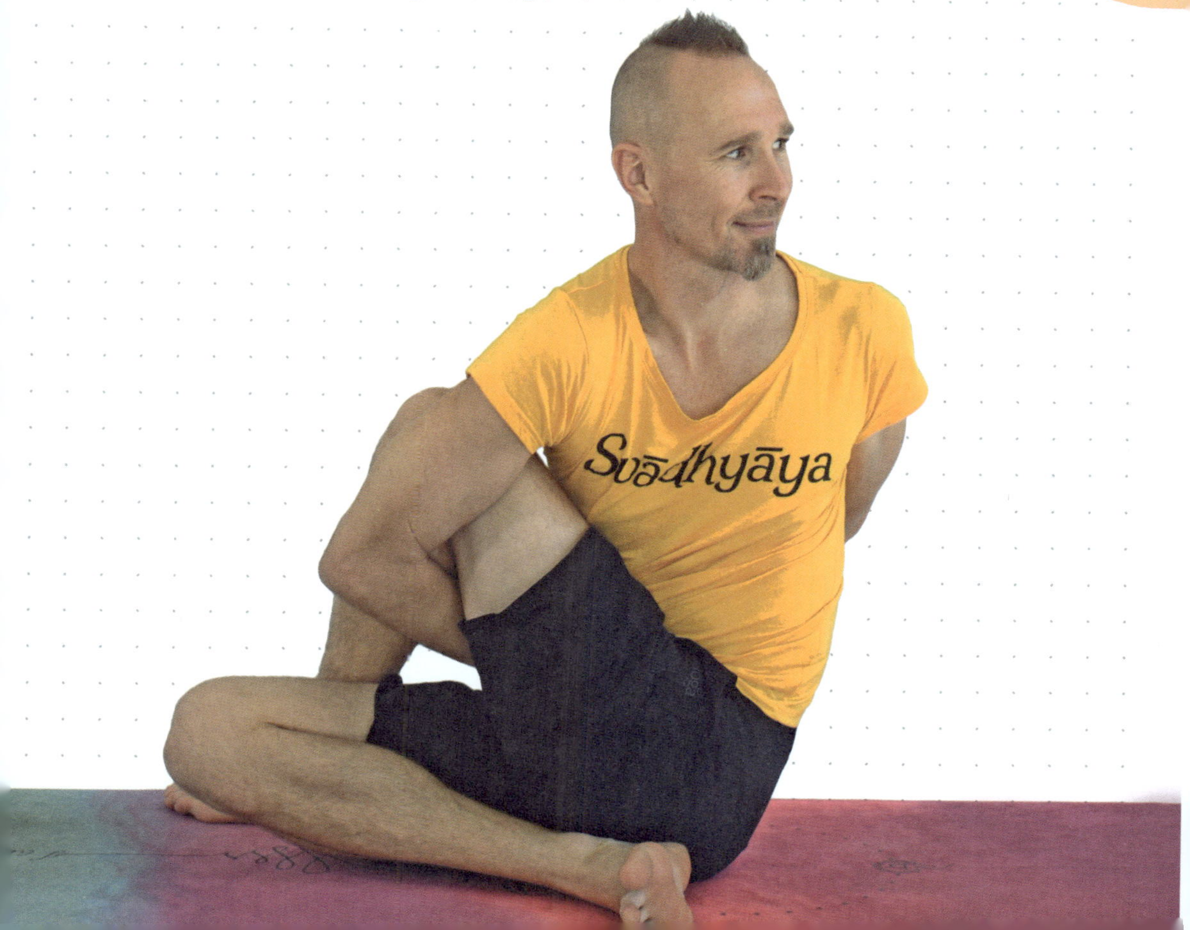

Giorno 23

Sequenza della settimana

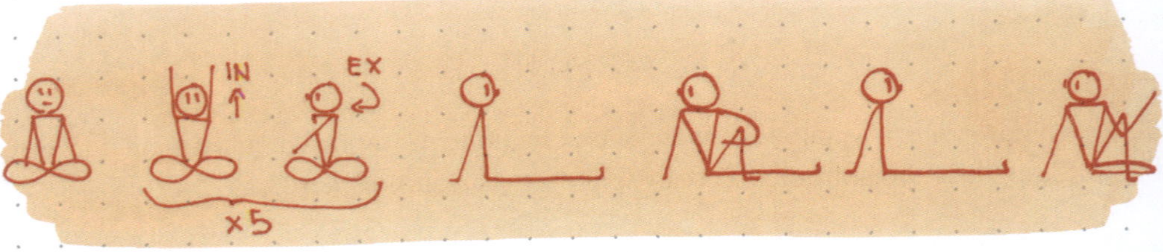

Giorno 24

Sorridi!

Giorno 25

"Nessuno
può farti
sentire inferiore
senza il tuo consenso.

Eleanor Roosevelt

QUELLO CHE QUALCUNO DICE DI TE,
NON DICE NIENTE SU DI TE, MA DICE TUTTO DI LUI.

Giorno 26

Lo sapevi che...

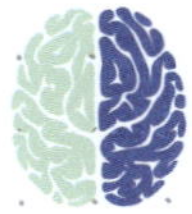

Per il nostro sistema nervoso la vita tende a essere bianca o nera. O ci rilassiamo o siamo sotto stress. Se ci rilassiamo riusciamo a digerire il cibo, se siamo sotto stress non digeriamo bene, perché tutta la nostra energia ci serve per combattere lo stress. Guardare la televisione è stressante per il nostro sistema nervoso, quindi guardare la televisione e mangiare sono due cose che non vanno d'accordo. Se vuoi digerire bene, non guardare la televisione mentre mangi o subito dopo aver mangiato.

Giorno 27

Esegui *kapalabhati pranayama* per tre cicli da 30 a 60 respirazioni ognuno.
Torna al giorno 13 del ciclo 5 per rileggere come eseguire la pratica.

Pranayama

Tempo dedicato a me

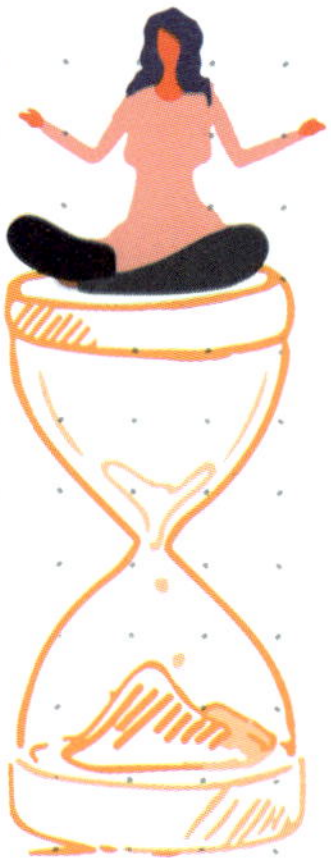

"Le mie note"

Ciclo 7

Santosa

atteggiamento di contentezza

Sei una persona per cui il bicchiere è mezzo vuoto o mezzo pieno?
C'è un'espressione americana che dice: "fingi finché non ci riesci". Sai che funziona davvero? È tutta una questione di testa, anche in questo caso. Il 95 % dei pensieri che hai oggi sono gli stessi che avevi ieri. Lo scienziato americano Joe Dispenza ha condotto delle ricerche su questo. Significa che puoi creare oggi ciò che penserai domani. Quindi, perché non creare dei pensieri felici?
Gli antichi yogi incoraggiavano le persone a coltivare un atteggiamento di contentezza. Sii onesto: c'è quasi sempre un lato positivo nelle cose. Una giornata di pioggia può essere brutta, ma spesso le piante la amano. Il che significa che le verdure che mangerai la settimana prossima amano la pioggia di oggi. Hai perso il treno? È un peccato, ma è anche un'opportunità: puoi prenderti un caffè, concederti un po' di tempo per leggere un libro o semplicemente guardarti intorno.
La contentezza è un atteggiamento che puoi creare tu stesso.

Ananda balasana

Posizione del ciclo 7

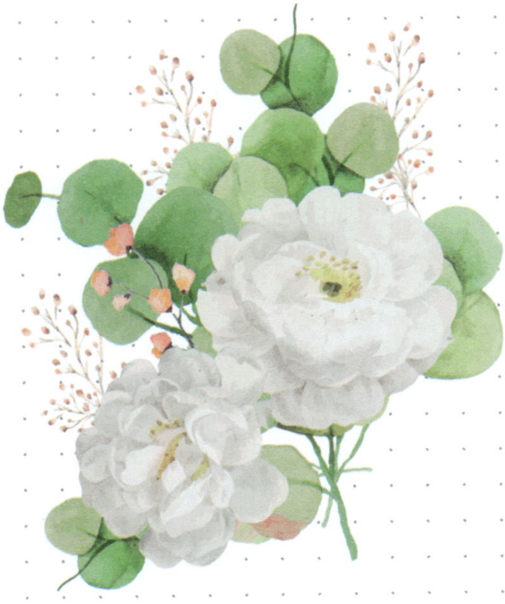

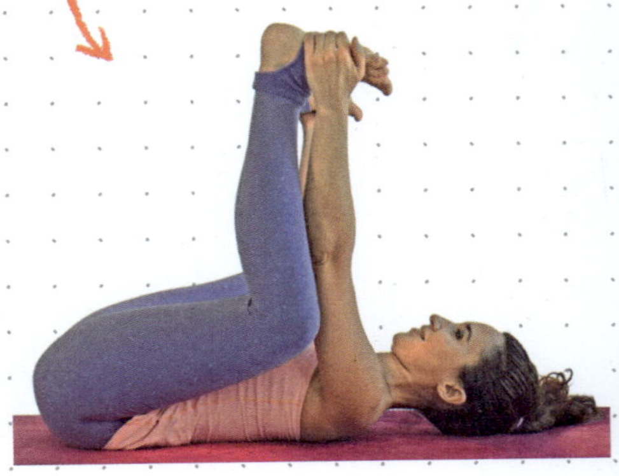

Giorni di pratica

La felicità è una scelta. È un modo di guardare alle cose. Ogni giorno quando ti svegli puoi scegliere se sarà una buona o una cattiva giornata. Sta tutto in come reagisci alle situazioni.
Ananda balasana è una posizione di felicità. Pensa a un bambino che si prende i piedi e vi gioca: non sta pensando, è presente nel momento, prova piacere.

COME ENTRARE NELLA POSIZIONE
Da *dandasana* sdraiati sulla schiena. Piega le gambe portando le ginocchia al petto. Afferra l'esterno dei piedi con le mani (o con una cinghia) e divarica le ginocchia in modo che siano di poco più aperte rispetto al tronco. Porta quindi le ginocchia verso le ascelle, allungando la zona inguinale. Vedi se riesci a tenere la parte inferiore delle gambe parallela al pavimento mentre mantieni l'osso sacro a terra.

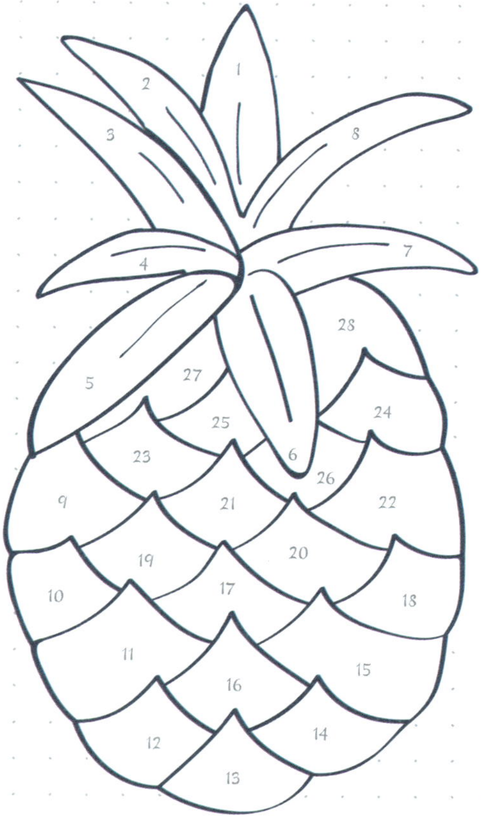

"Le mie note"

Apanasana

La posizione delle ginocchia al petto è ottima contro il mal di schiena.

COME ENTRARE NELLA POSIZIONE

Da *dandasana* sdraiati sulla schiena. Porta entrambe le ginocchia al petto, abbracciale e avvicinale ulteriormente al torace. La testa può rimanere appoggiata sul pavimento oppure puoi portare il naso verso le ginocchia.

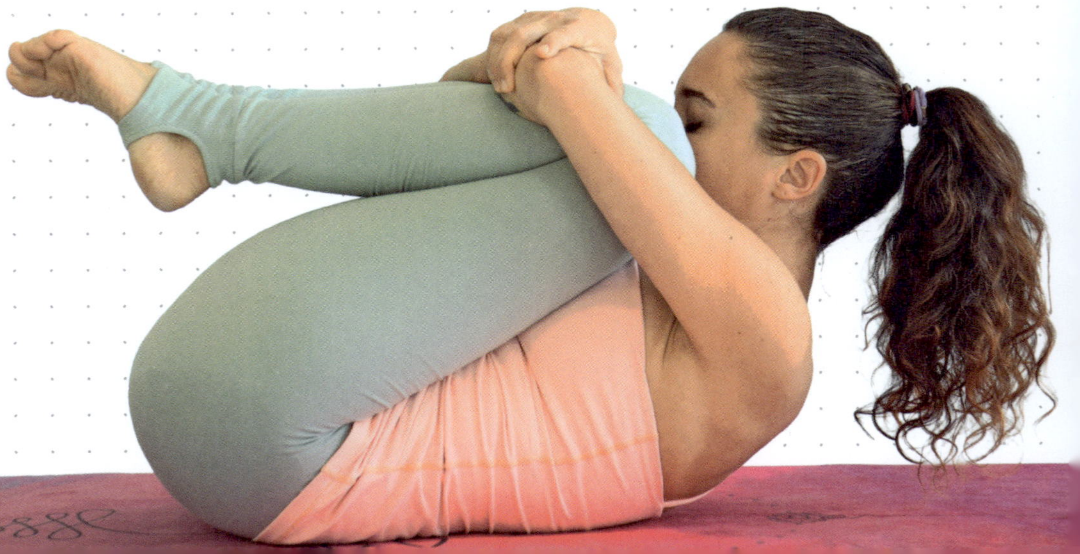

Sequenza della settimana

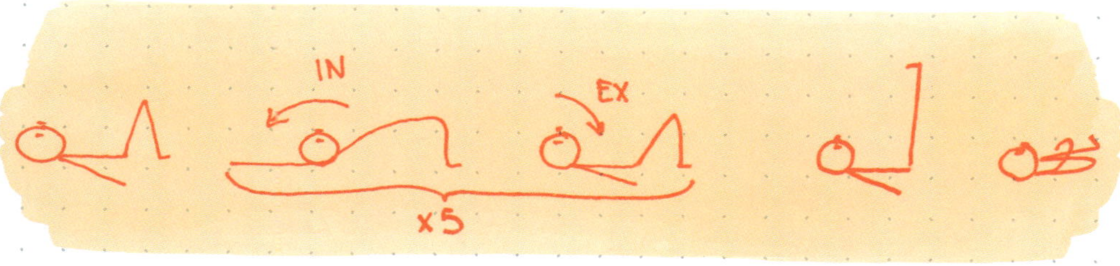

Giorno 3

Colorami!

Giorno 4

"

Il segreto
del cambiamento
è concentrare
tutta la tua energia
non nel combattere
il vecchio,
ma nel costruire il nuovo.

Socrate

IN QUALI ATTIVITÀ IMPIEGHI IL TUO TEMPO?

Serata cinema

Giorno 5

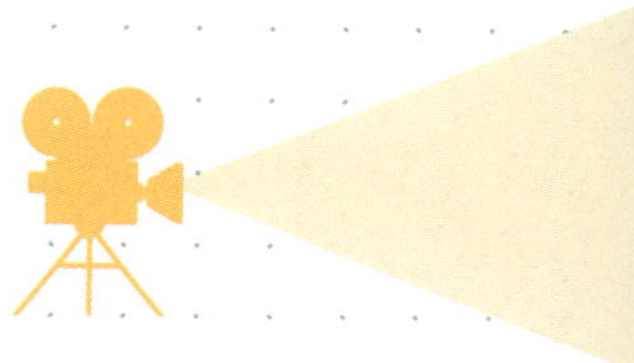

LA VITA È BELLA
diretto da Roberto Benigni

Meditazione del ciclo

Giorno 6

Tutto ha un lato positivo. Trovarlo spetta a te. Scegli un mantra (o anche una canzone) che ti rende felice. Cantalo a voce alta, puoi anche ballarlo.
In quali attività impieghi il tuo tempo? Trovare il lato bello sarà più facile se sei di buon umore.

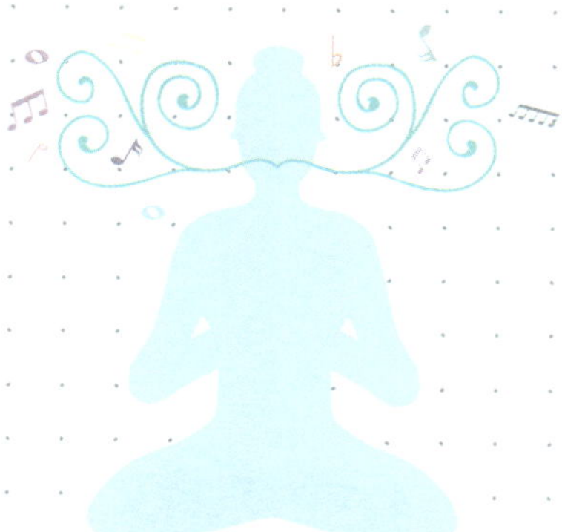

Giorno 7

Tempo dedicato a me

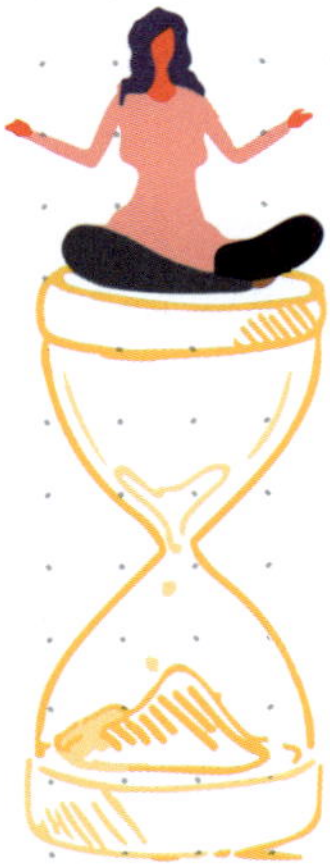

"Le mie note"

Ardha chandrasana

La posizione della mezza luna rende più flessibile la parte inferiore della schiena e rigenera i nervi che arrivano fino alle gambe e le attraversano. Allo stesso tempo migliora l'equilibrio e rinforza le gambe.

COME ENTRARE NELLA POSIZIONE

Da *tadasana* fai un passo verso l'esterno per divaricare le gambe. Il piede sinistro è rivolto in avanti e il destro si trova a un'angolazione di 90 gradi. Apri le braccia ai lati portandole parallele al pavimento. Piega il ginocchio sinistro. Porta la mano sinistra al pavimento, mentre sollevi la gamba destra in aria. Il braccio destro è teso verso l'alto.
Se ti riesce difficile arrivare al pavimento puoi aiutarti con un mattoncino sotto la mano.

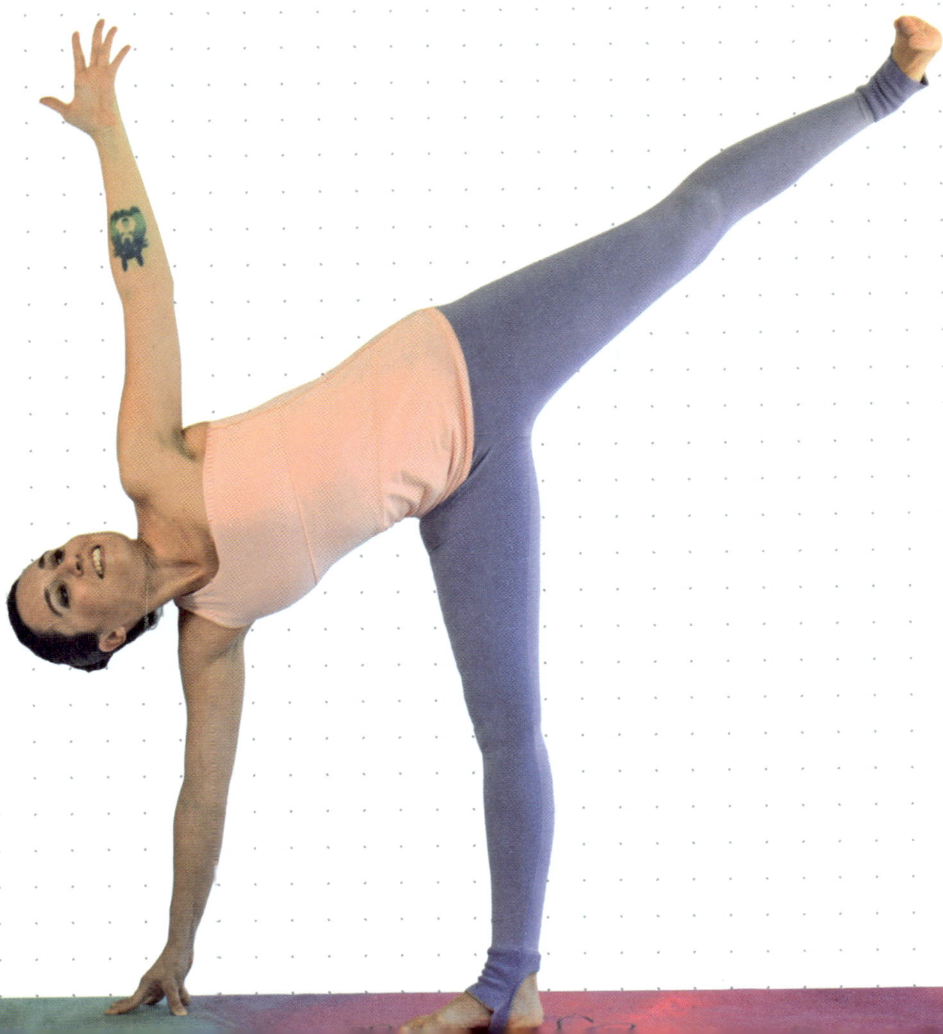

Sequenza della settimana

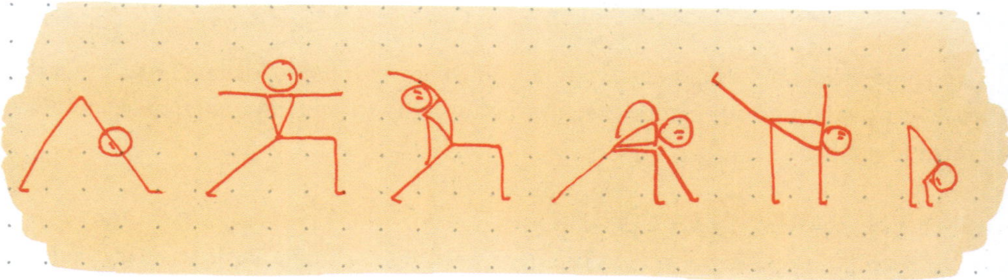

Giorno 10

Danza!

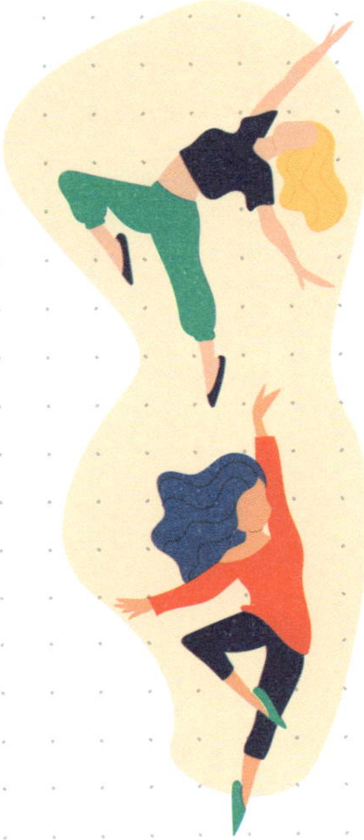

Giorno 11

“

Serenità
è quando ciò che dici,
ciò che pensi,
ciò che fai,
sono in perfetta
armonia.

Mahatma Gandhi

Giorno 12

Canzone del ciclo

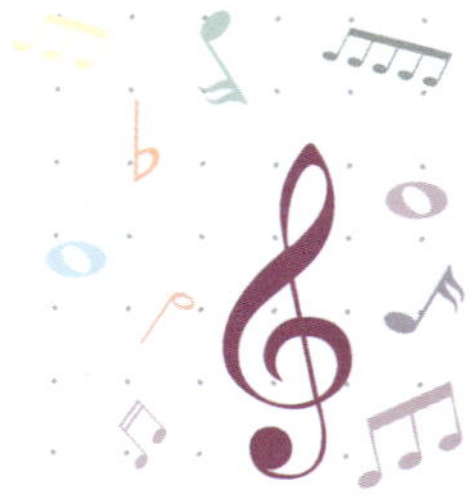

WHAT A WONDERFUL WORLD
di Louis Armstrong

Giorno 13

Esegui *nadi shodhana*, la respirazione a narici alternate chiudendo la narice destra con il pollice destro.
Respira solo attraverso la sinistra per 5 volte.
Chiudi la narice sinistra con il medio destro e respira solo attraverso la destra per 5 volte.
Ripeti la sequenza altre 3 volte.

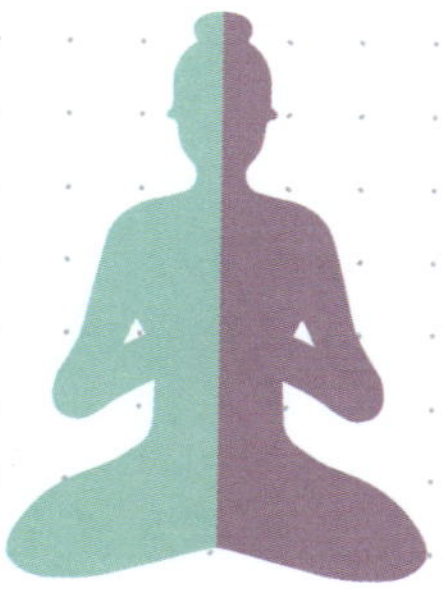

Pranayama

Tempo dedicato a me

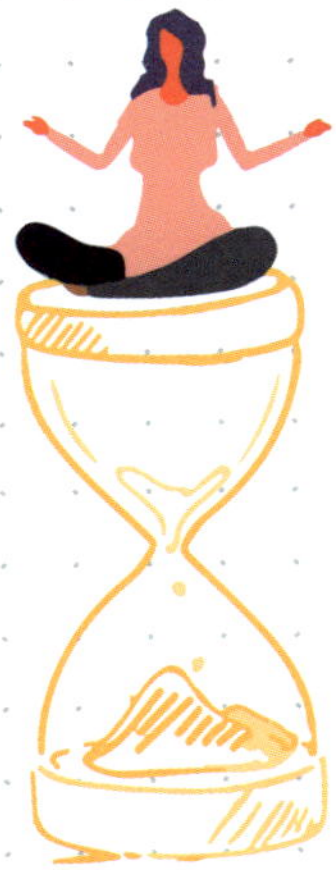

"Le mie note"

Mandukasana

La rana è una posizione intensa per l'apertura degli adduttori e allo stesso tempo può attenuare il mal di schiena. Come per tutte le posizioni, ricordati di scaldarti prima. Più la posizione è intensa, più è necessario un buon riscaldamento.

COME ENTRARE NELLA POSIZIONE

Inizia con le ginocchia a terra, rivolte verso il lato lungo del tappetino. Porta il busto in avanti e appoggiati sugli avambracci. Apri le gambe ai lati. Cerca di tenere le tibie parallele ai lati del tappetino. Se è troppo difficile, puoi chiudere leggermente i piedi e la parte inferiore delle gambe. Porta il peso verso il bacino in modo da aumentare l'allungamento.

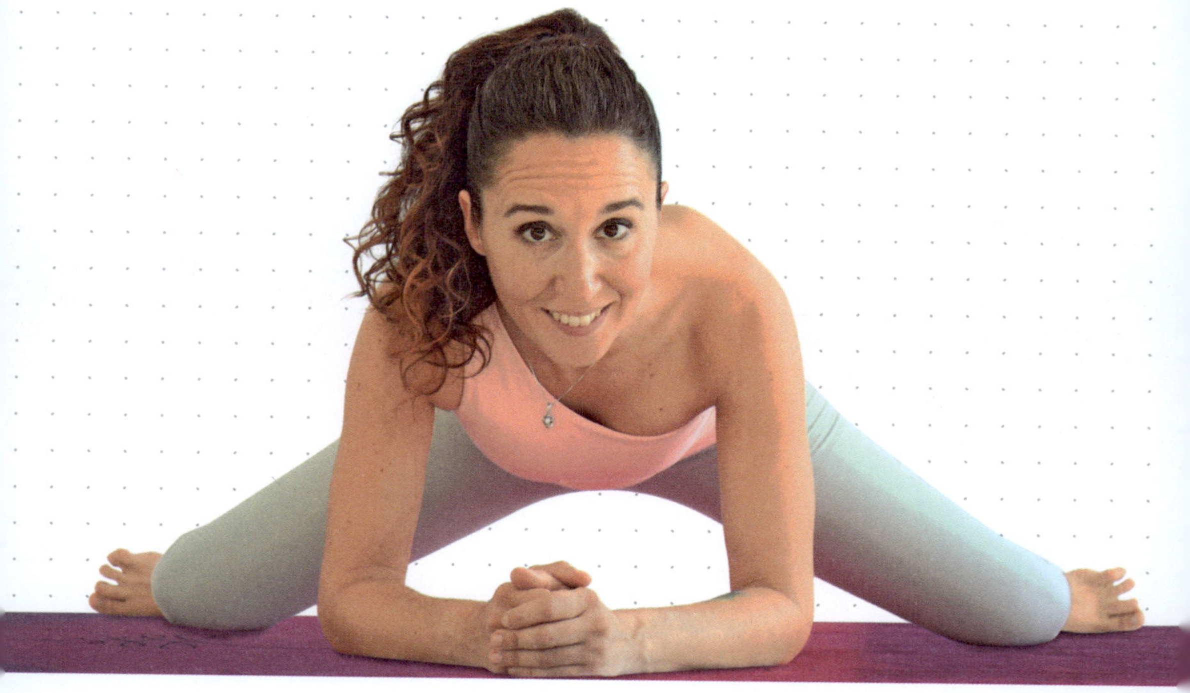

Sequenza della settimana

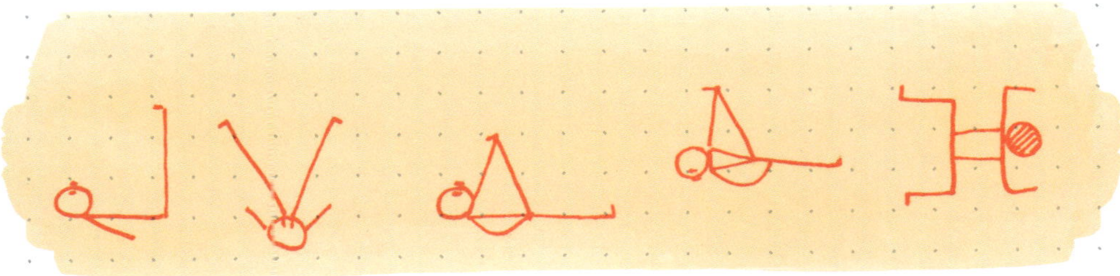

Giorno 17

Colorami!

Giorno 18

“

La pace

inizia con un sorriso.

Madre Teresa

HAI SORRISO OGGI? A CHI?

Giorno 19

Libro consigliato

LA VIA
DEL GUERRIERO DI PACE
di Dan Millman

Giorno 20

Meditazione del ciclo

Tutto ha un lato positivo. Trovarlo spetta a te. Scegli un mantra (o anche una canzone) che ti rende felice. Cantalo a voce alta, puoi anche ballarlo.
In quali attività impieghi il tuo tempo? Trovare il lato bello sarà più facile se sei di buon umore.

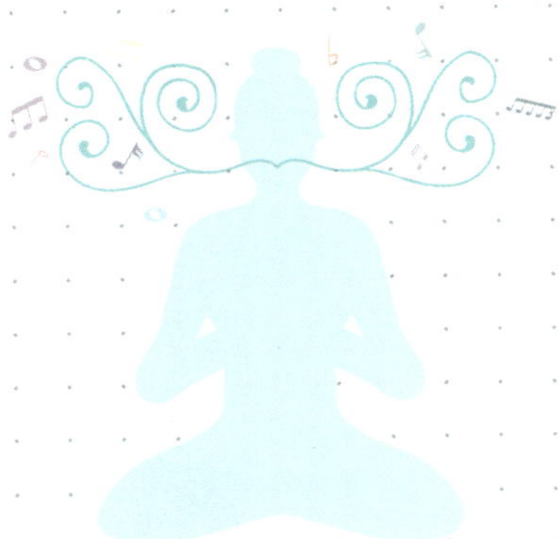

Giorno 21

Tempo dedicato a me

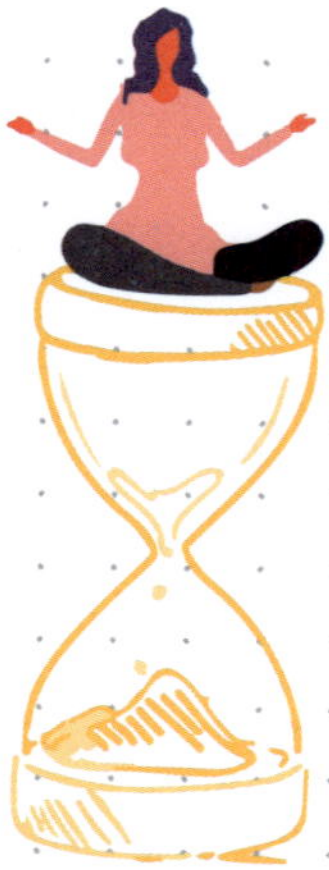

"Le mie note"

Vyaghrasana

La versione dinamica della posizione della tigre è un ottimo riscaldamento per sciogliere la schiena e allo stesso tempo rinforzare la parte centrale del corpo. La si può praticare in due modi.

COME ENTRARE NELLA POSIZIONE

In ginocchio a quattro zampe, solleva la gamba destra e piegala al ginocchio. Inspira e sollevala più in alto avvicinando il piede alla testa mentre apri il petto e fai un arco con la colonna vertebrale. Espira e porta il ginocchio al naso.

Nella seconda variante, solleva la gamba destra e il braccio sinistro. Inspirando solleva braccio e gamba in alto e inarca la colonna vertebrale verso il basso, espirando porta il gomito al ginocchio e arrotonda la schiena.

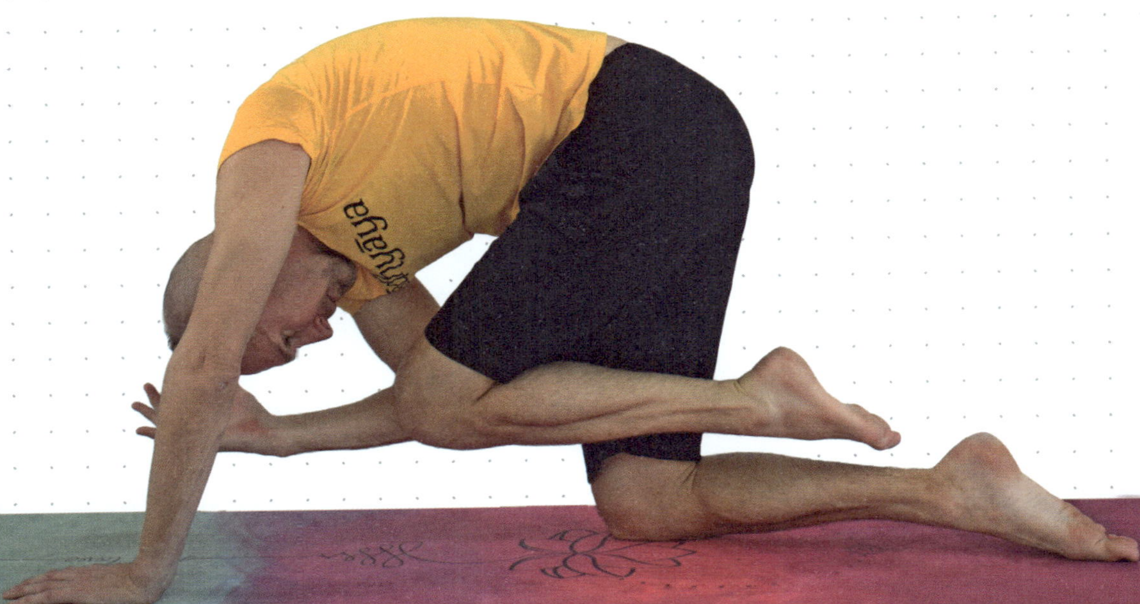

Giorno 23

Sequenza della settimana

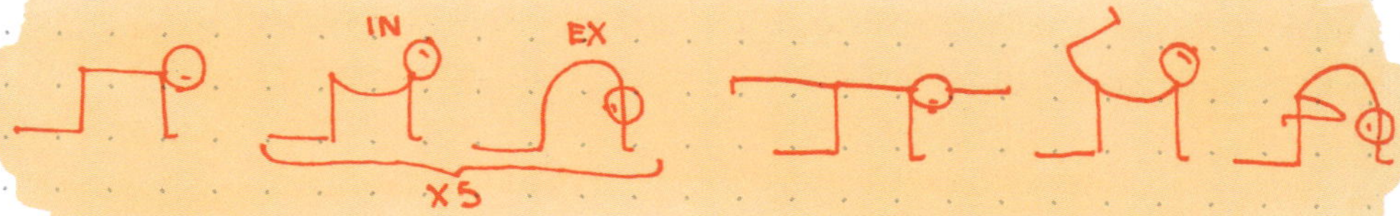

Giorno 24

Sorridi!

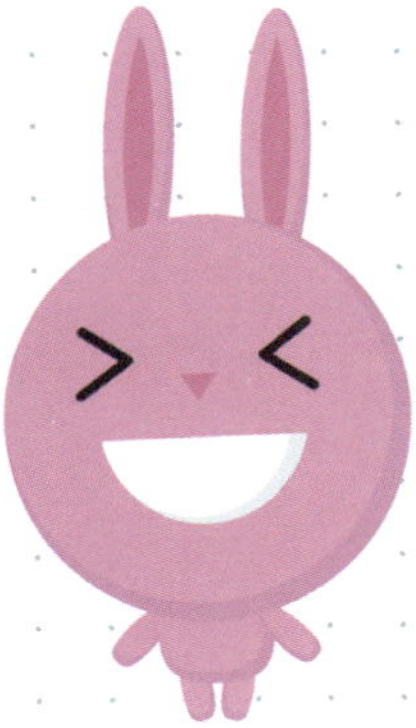

Giorno 25

"

Domani
non arriva mai,
è sempre oggi.

Osho

NON DIMENTICARE DI GODERTI
OGNI MOMENTO DELLA GIORNATA.

Giorno 26

Snack consigliato

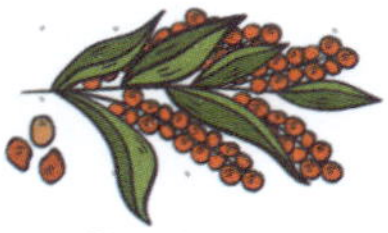

La quinoa è una ricca fonte di energia.
Per iniziare bene la giornata, mettila in un porridge. Usa la quinoa bianca, aggiungi latte di riso, cannella e zenzero grattugiati. Fai bollire la quinoa finché i semi si aprono. Aggiungi una banana a fette, delle noci e/o dei semi e se vuoi un po' di miele.

Giorno 27

Esegui *nadi shodhana*, la respirazione a narici alternate chiudendo la narice destra con il pollice destro.
Respira solo attraverso la sinistra per 5 volte. Chiudi la narice sinistra con il medio destro e respira solo attraverso la destra per 5 volte. Ripeti la sequenza altre 3 volte.

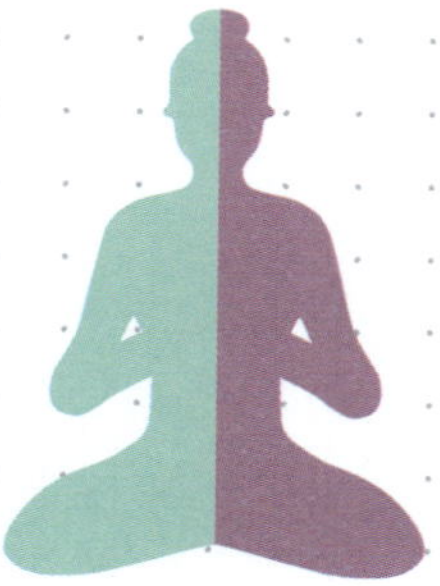

Pranayama

Tempo dedicato a me

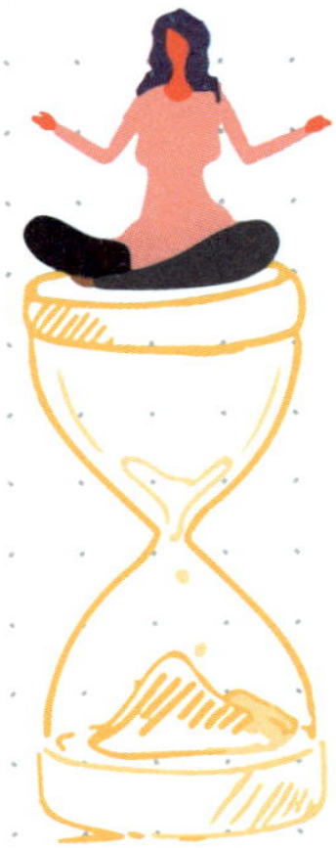

"Le mie note"

Ciclo 8

Tapas

ardore/zelo

Nike ha creato il migliore degli slogan: *Just do it*.
Ciondolare sul divano non ti porterà da nessuna parte. Nemmeno pensare «vorrei», «se solo potessi», «voglio» ti porterà da nessuna parte. Se vuoi qualcosa, fai qualcosa. Se vuoi avere una pratica yoga quotidiana, ogni giorno alzati e fallo. Non darti scelta. Non chiederti se ne hai voglia. Perché facendolo ti crei la possibilità di dire no.
Fai yoga, fai meditazione, fai *pranayama*, realizza i tuoi sogni. Può sembrare semplice a dirsi, ma lo è davvero. Gli yogi lo chiamano *tapas*: zelo, diligenza, ardore. È l'energia per andare verso ciò che vogliamo, ciò che sogniamo, ma soprattutto è l'energia che mettiamo nel creare una versione migliore di noi stessi, giorno dopo giorno.

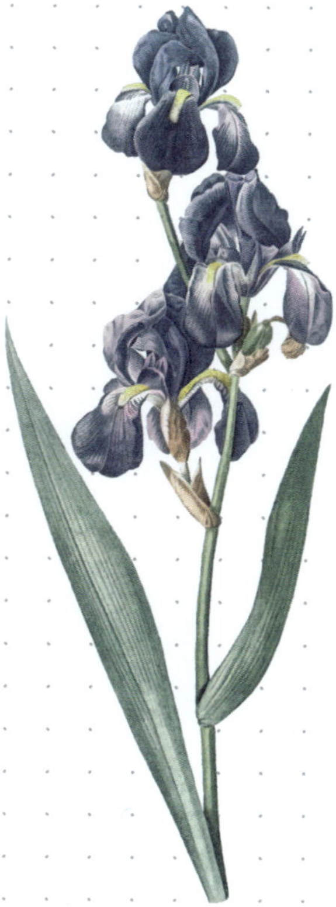

Tolasana

Posizione del ciclo 8

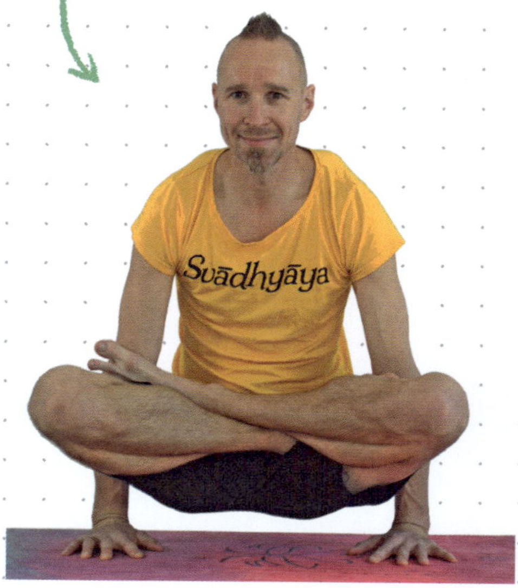

Giorni di pratica

Lo yoga è una disciplina. La disciplina richiede sforzo.
Tolasana è una di quelle posizioni che richiedono molto impegno per arrivare a eseguirle. Serve forza nelle braccia e negli addominali e flessibilità nelle anche.

COME ENTRARE NELLA POSIZIONE
Da *dandasana* metti le gambe in loto, se riesci, o nella posizione facile a gambe incrociate. Le mani sono ai lati dei fianchi. Premi le mani sul pavimento, contrai gli addominali e solleva il sedere e le gambe da terra.
Se le mani non arrivano a terra quando sei seduto, usa dei mattoncini. Ripeti invertendo la posizione delle gambe.

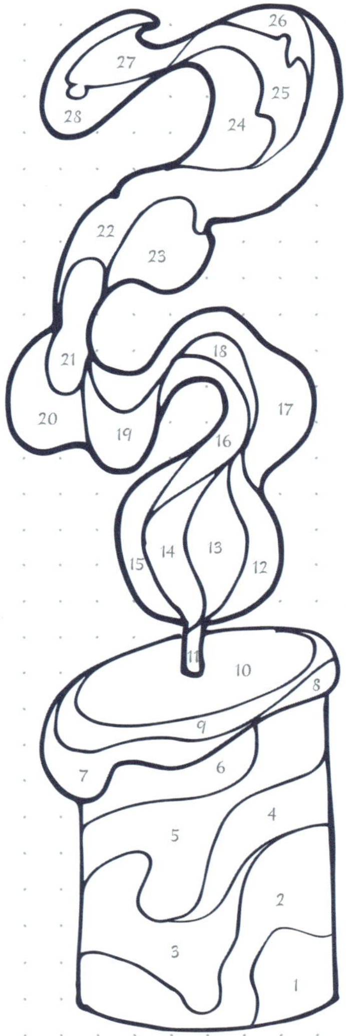

"Le mie note"

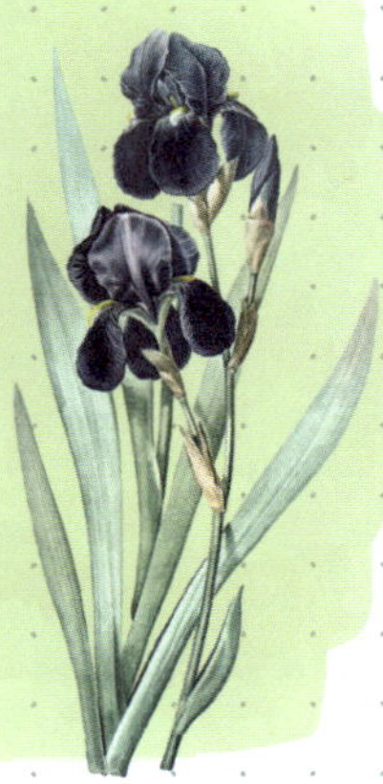

Mani bandha naman

Quanto tempo trascorri sulle mani nella vita di tutti i giorni? Assicurati quindi di scaldare i polsi prima di ogni posizione in cui il peso è retto dalle mani.
Questa posizione è un buon riscaldamento.

COME ENTRARE NELLA POSIZIONE
Tieni le mani tese davanti a te, all'altezza delle spalle. Apri le dita il più possibile. Ora chiudi la mano, con il pollice all'interno.

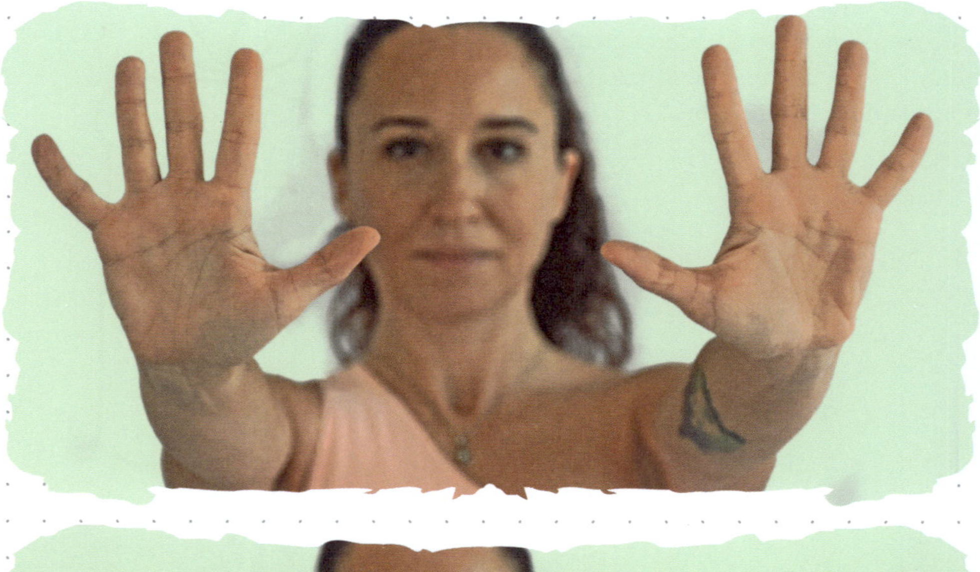

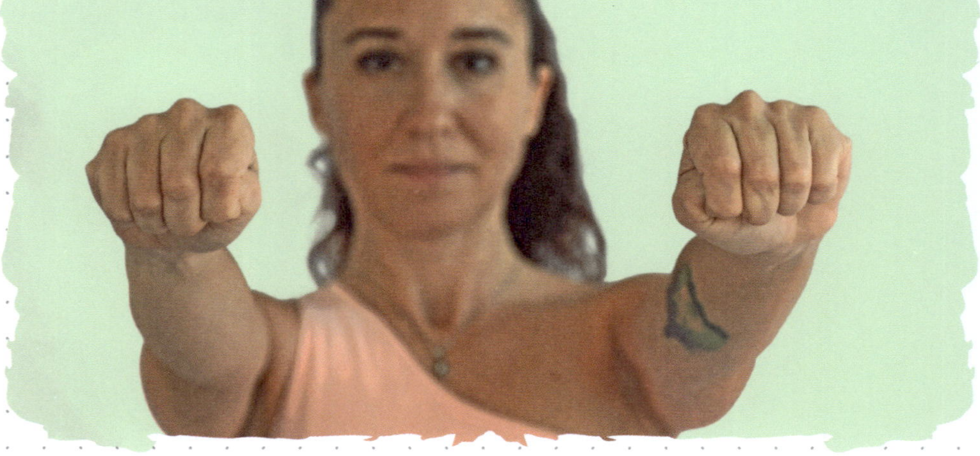

Sequenza della settimana

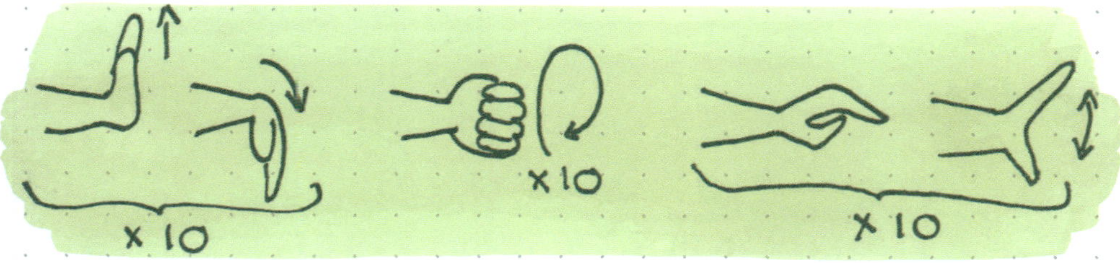

Giorno 3

Colorami!

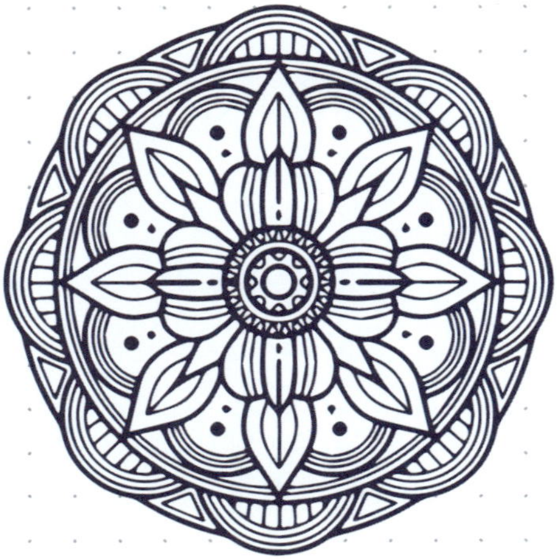

Giorno 4

“

I tuoi unici limiti sono quelli che crei nella tua mente o che ti lasci imporre dagli altri.

Og Mandino

COSA FAI QUANDO GLI ALTRI DICONO CHE NON RIUSCIRAI? CREDI A LORO O DIMOSTRI CHE SI SBAGLIANO?

Giorno 5

Serata cinema

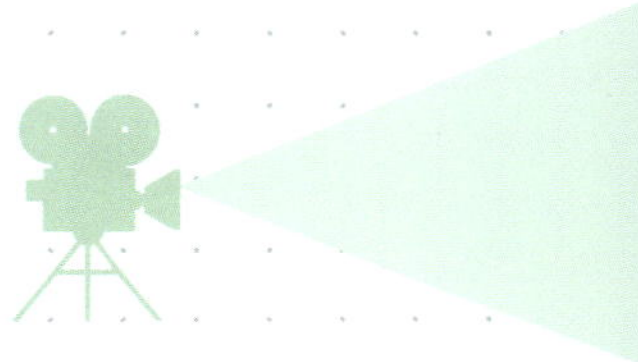

INSIDE OUT
diretto da Pet Doctor

Giorno 6

Meditazione del ciclo

Crea un *sankalpa*, un'idea che vuoi far diventare realtà. Formula una frase semplice al tempo presente. Ripetila mentalmente tre volte prima di iniziare a meditare e altre tre volte al termine della meditazione.

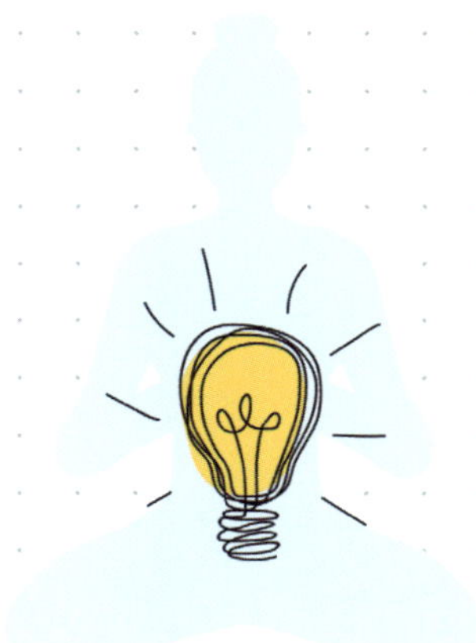

Giorno 7

Tempo dedicato a me

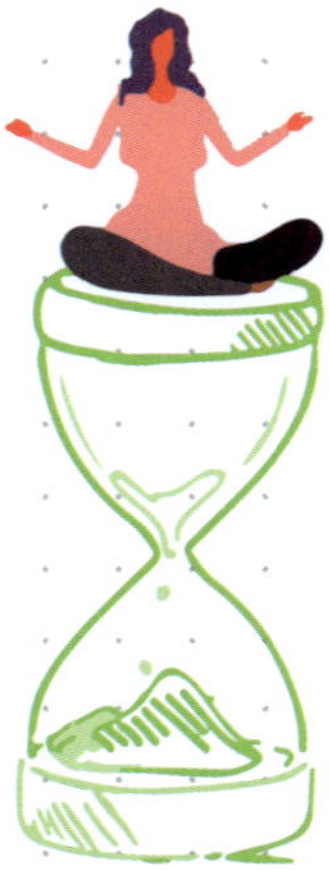

"Le mie note"

Bala kakasana

Bala kakasana è la versione ridotta della posizione del corvo: invece di reggere il peso sulle mani, lo reggi sugli avambracci. La posa ha un effetto rinforzante su spalle, braccia e core.

COME ENTRARE NELLA POSIZIONE

Inizia in posizione accovacciata, con i piedi alla larghezza delle anche. Stendi le braccia, con le mani vicine al pavimento. Posiziona le ginocchia tra le ascelle. Piegati leggermente in avanti in modo da appoggiare le mani al pavimento. Piega i gomiti e portali al pavimento. Mantieni la connessione tra le ginocchia e le ascelle. Quando gli avambracci sono sul pavimento, inizia a trasferire il peso alle braccia e lentamente solleva i piedi da terra. All'inizio può essere opportuno sollevare prima un piede e poi l'altro.

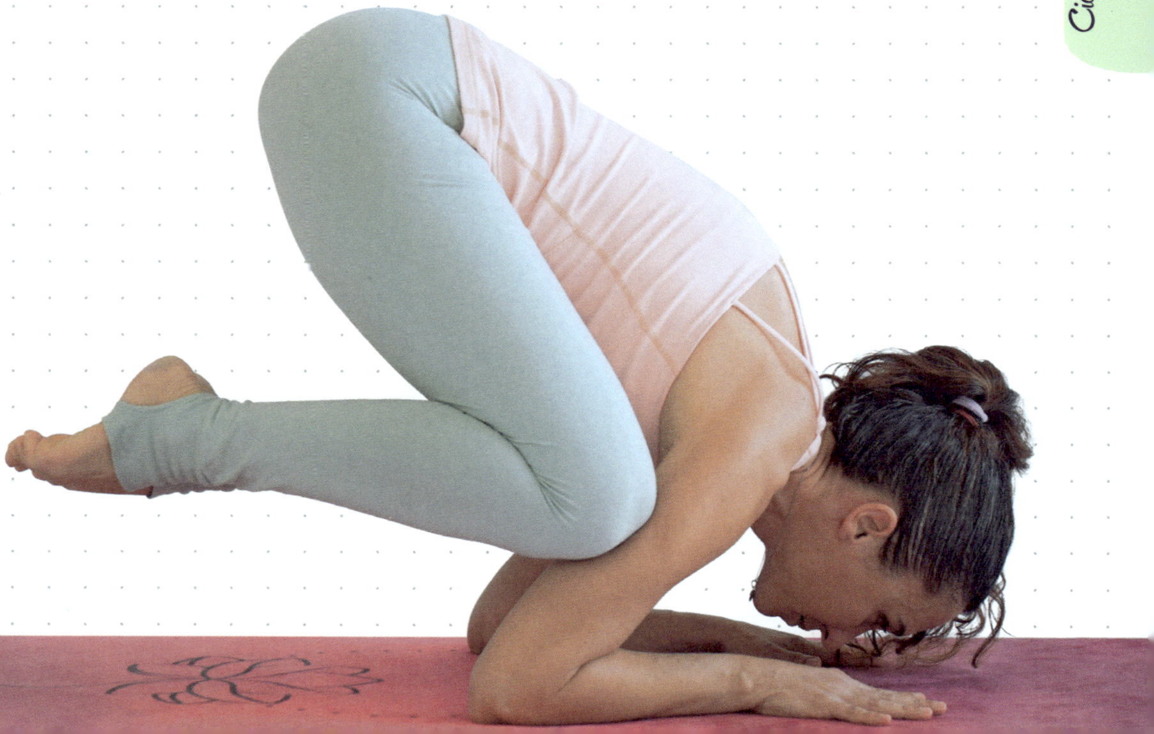

Giorno 9

Sequenza della settimana

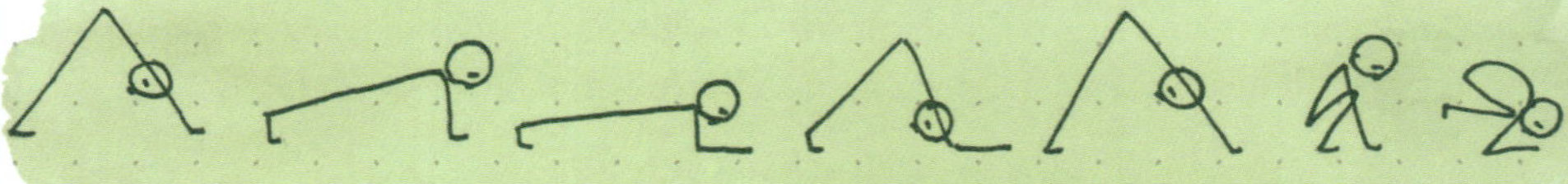

Danza!

Giorno 10

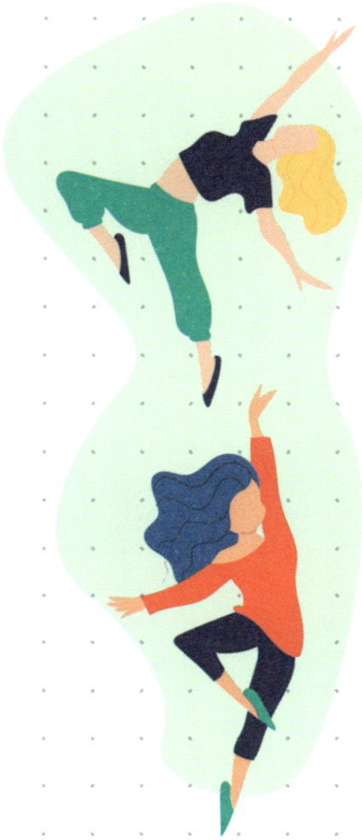

Giorno 11

“

Tutti i nostri sogni possono diventare realtà se abbiamo il coraggio di perseguirli.

Walt Disney

DOVE SARESTI SE RINUNCIARE
NON FOSSE TRA LE OPZIONI DISPONIBILI?

Giorno 12

Canzone del ciclo

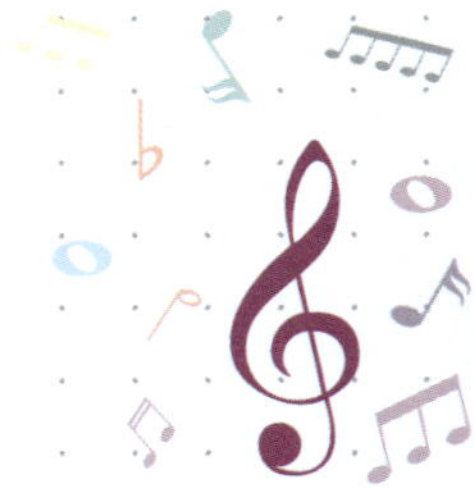

GUARANTEED
di Eddie Vedder

Giorno 13

Esegui *kapalabhati pranayama* (che trovi al giorno13 ciclo 5). Questa volta, quando inspiri solleva le braccia in alto e quando espiri piega i gomiti portando le braccia ai lati del petto. Fai tre cicli da 30 a 60 respirazioni ognuno.

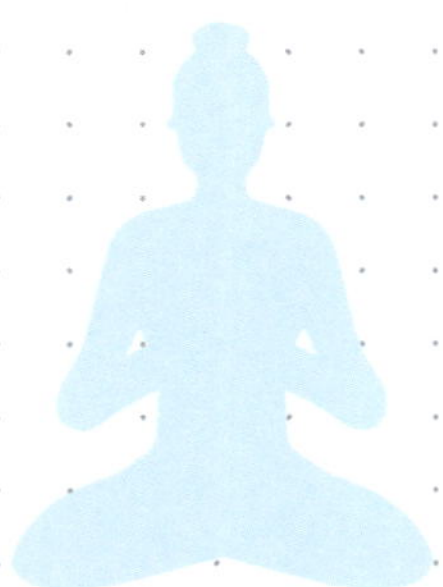

Pranayama

Giorno 14

Tempo dedicato a me

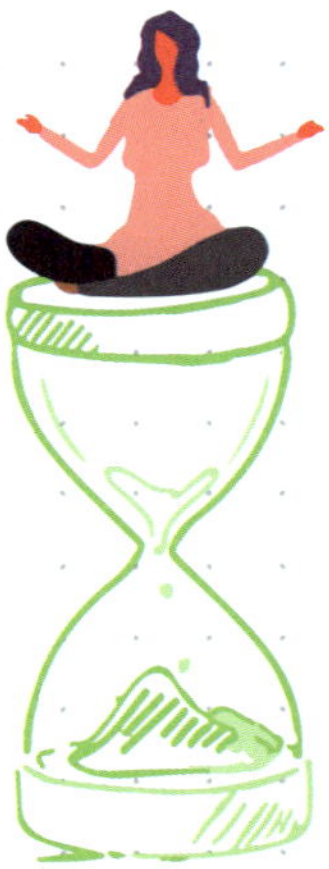

"Le mie note"

Eka hasta bhujasana

La posizione su una mano del serpente è un equilibrio avanzato sulle mani che richiede forza nelle braccia e apertura nelle anche.

COME ENTRARE NELLA POSIZIONE

Inizia in *dandasana*. Piega la gamba destra, usa la mano sinistra per sollevare la gamba e appoggiarla sulla parte alta del braccio destro. Le mani sono sul pavimento ai lati dei fianchi. Piega leggermente la gamba sinistra e solleva il sedere da terra premendo sulle mani e sul tallone sinistro. Ora solleva da terra anche la gamba sinistra.

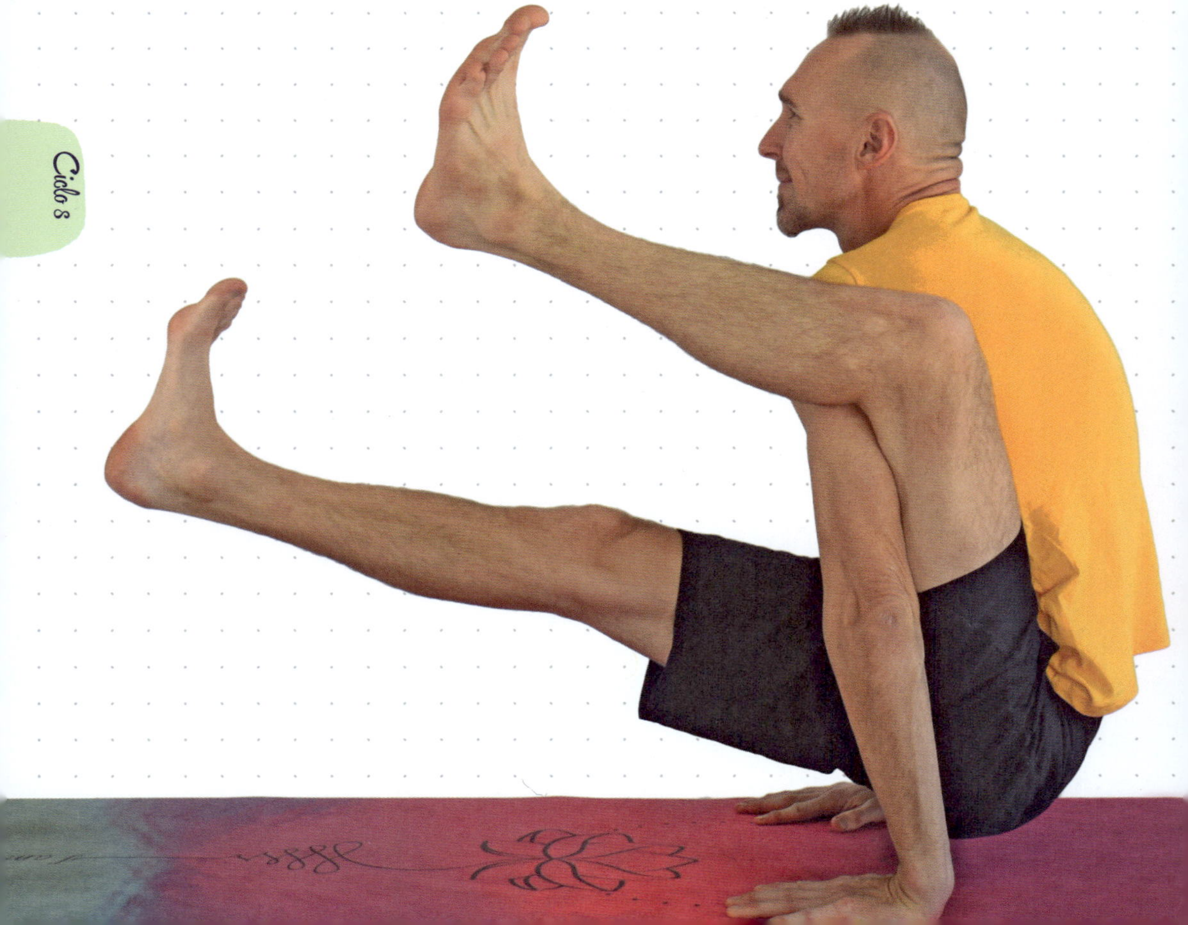

Sequenza della settimana

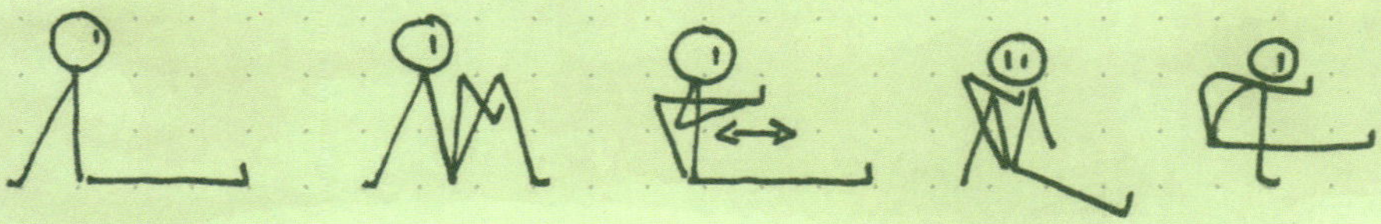

Giorno 17

Colorami!

Giorno 18

“

Conoscere
non è abbastanza:
dobbiamo applicare.
La volontà
non è abbastanza:
ci vuole azione.

Bruce Lee

QUANTE VOLTE PENSI: DOVREI FARE QUESTO (YOGA, MEDITAZIONE, PRENDERMI DEL TEMPO PER ME)? E QUANTE VOLTE LO FAI?

Giorno 19

Libro consigliato

IL METODO IKIGAI.
I SEGRETI
DELLA FILOSOFIA GIAPPONESE
PER UNA VITA LUNGA E FELICE
di Hector Garcia
e Francesc Miralles.

TROVA LA TUA PASSIONE
NELLA VITA E LA VITA FLUIRÀ.

Giorno 20

Meditazione del ciclo

Crea un *sankalpa*, un'idea che vuoi far diventare realtà. Formula una frase semplice al tempo presente. Ripetila mentalmente tre volte prima di iniziare a meditare e altre tre volte al termine della meditazione.

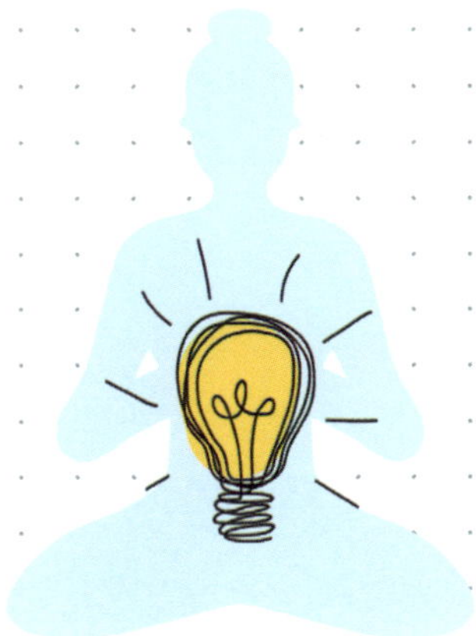

Giorno 21

Tempo dedicato a me

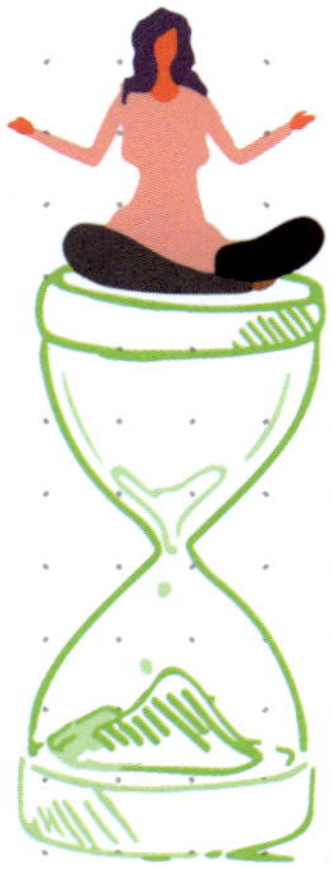

"Le mie note"

Eka pada galavasana

Ci serve fegato per affrontare noi stessi. Ed è qualcosa che possiamo allenare con lo yoga. Posizioni come quella del piccione volante sono perfette per mostrare a noi stessi che possiamo fare più di quanto pensiamo.

COME ENTRARE NELLA POSIZIONE

Da *tadasana* piega le ginocchia e solleva le braccia in alto per arrivare in *utkatasana* (posizione della sedia). Porta la caviglia sinistra sopra il ginocchio destro con il ginocchio sinistro rivolto all'esterno come a formare il numero 4. Congiungi le mani in preghiera e trova l'equilibrio. Lentamente piega la gamba destra e inclinati in avanti arrivando a toccare il pavimento con le mani. Piega i gomiti e porta il ginocchio sinistro sopra il gomito sinistro e il piede sinistro sopra il gomito destro. Aggancia il piede sinistro al braccio destro e mantienili saldamente uniti (questo è il trucco per eseguire la posizione.)
Sposta maggiormente il peso in avanti fino ad appoggiarlo sulla parte inferiore della gamba sinistra e sulle braccia. Solleva il piede destro da terra. Inizia a stendere la gamba destra e allo stesso tempo inclinati maggiormente in avanti per creare un contrappeso alla gamba.

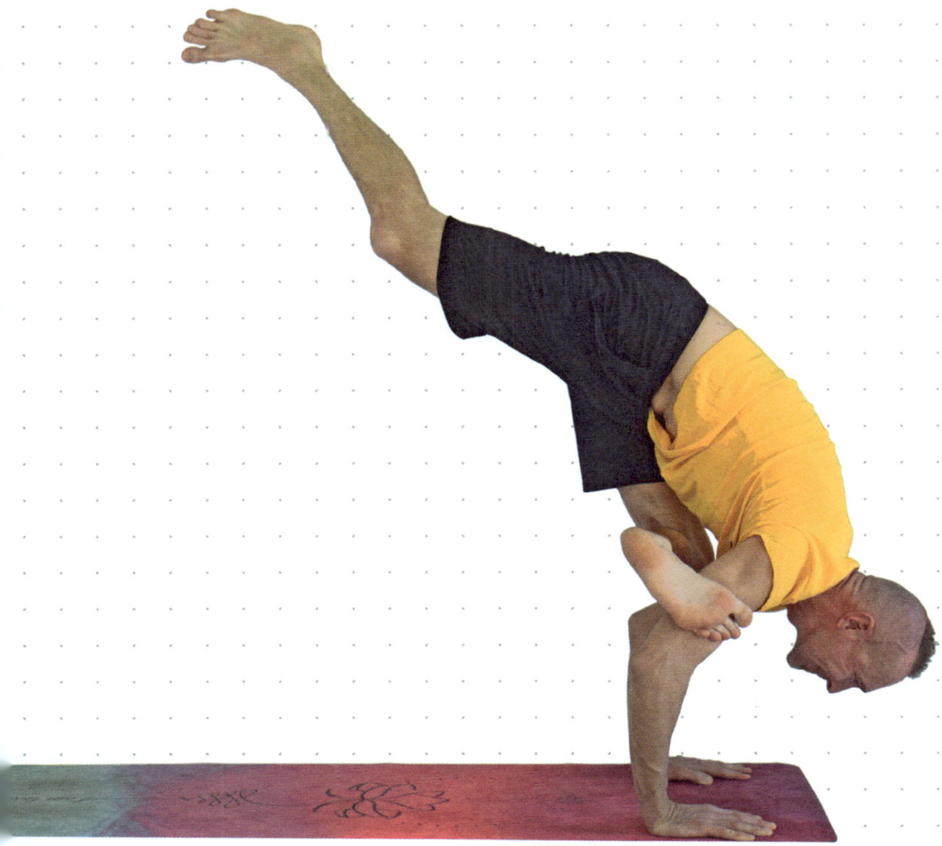

Giorno 23

Sequenza della settimana

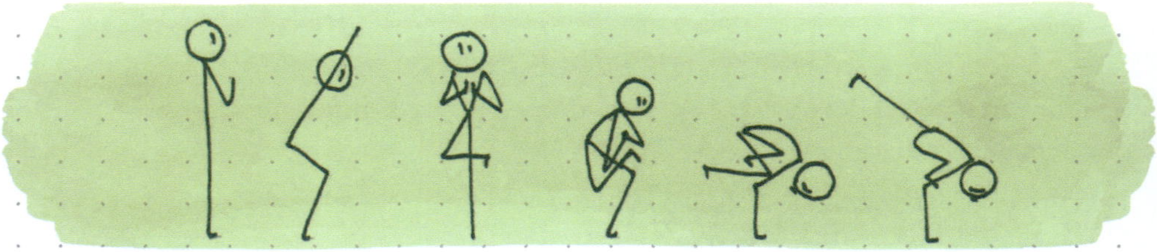

Giorno 24

Sorridi!

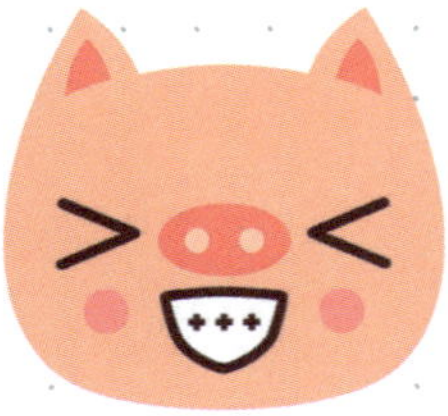

Giorno 25

"

Non giudicatemi
per i miei successi
ma per tutte
quelle volte
che sono caduto
e sono riuscito
a rialzarmi.

Nelson Mandela

NON È QUELLO CHE ABBIAMO RAGGIUNTO,
MA QUELLO CHE ABBIAMO SUPERATO PER RAGGIUNGERLO.

Giorno 26

Snack consigliato

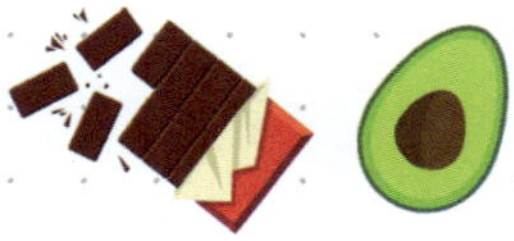

MOUSSE DI CIOCCOLATO

Trita grossolanamente delle more. Mettile in una casseruola insieme a una barretta di cioccolato fondente (72% o superiore) e continua a mescolare finché il cioccolato è sciolto. Togli dal fuoco e amalgama con la polpa schiacciata di un avocado. Lascia raffreddare in frigorifero.

Giorno 27

Esegui *kapalabhati pranayama* (che trovi al giorno13 ciclo 5). Questa volta, quando inspiri solleva le braccia in alto e quando espiri piega i gomiti portando le braccia ai lati del petto. Fai tre cicli da 30 a 60 respirazioni ognuno.

Pranayama

Tempo dedicato a me

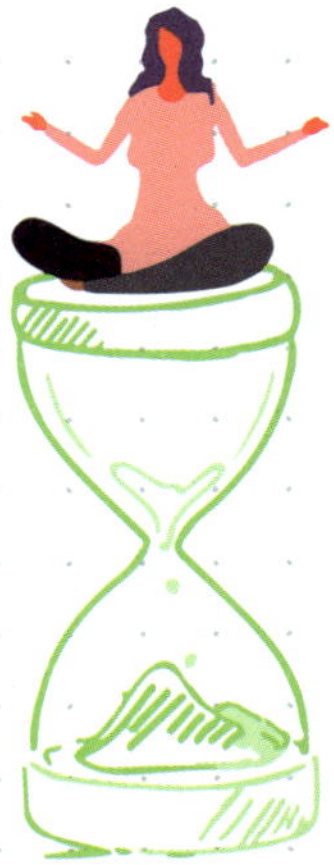

"Le mie note"

Ciclo 9

Svadhyaya

studio del sé

Salamba sirsasana I

Posizione del ciclo 9

Perché pensi quello che pensi? Perché senti quello che senti? Perché reagisci come reagisci? Noi siamo il *prodotto* delle nostre emozioni passate. Se vogliamo cambiare il nostro futuro dobbiamo capire il nostro passato. E per capire il nostro passato dobbiamo studiare noi stessi. E non solo studiare noi stessi, ma anche osservare la nostra vita dalla prospettiva di un elicottero. Quando lo facciamo ci accorgiamo spesso che alcune cose brutte del passato hanno creato cose belle nel presente. Una relazione che è finita nel passato ha solo fatto spazio a una nuova relazione, una migliore. Quindi, dopotutto il male non è stato poi così male.
Osservare la vita in questo modo ci aiuta a lasciare andare le vecchie emozioni e a liberarci dei vecchi schemi di pensiero, reazione e comportamento.

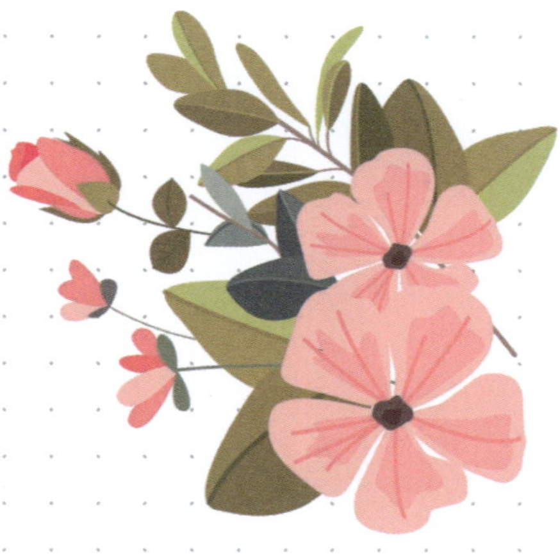

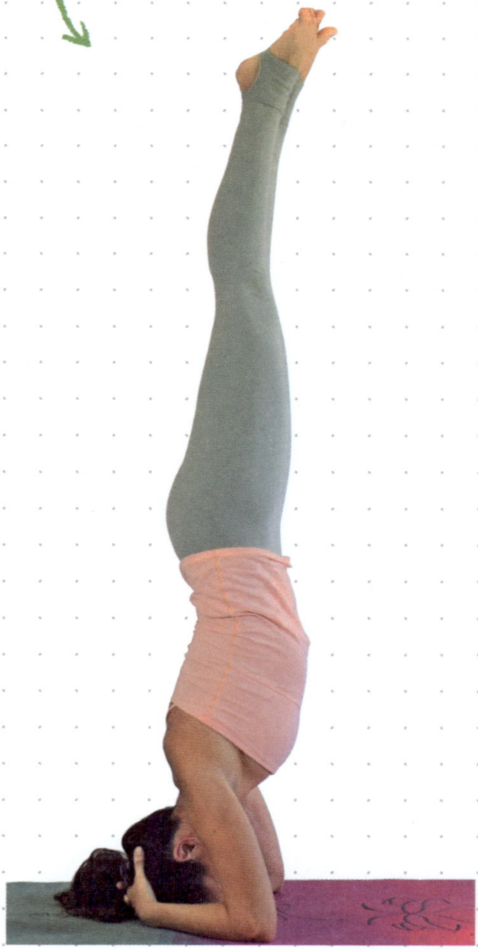

Giorni di pratica

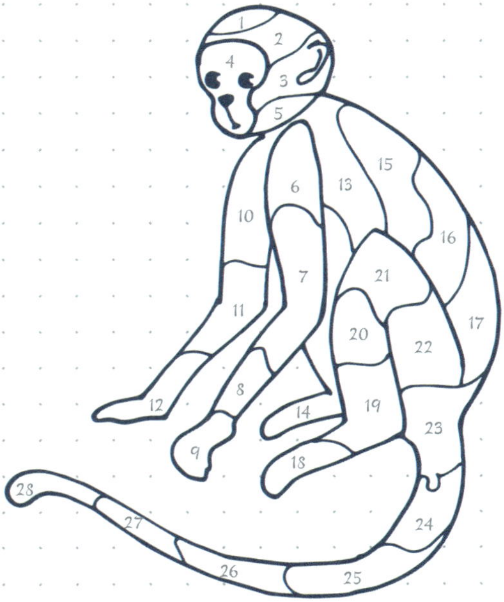

Lo yoga ti sfida a osservare te stesso, osservare i tuoi pensieri e da dove vengono. Capire perché abbiamo determinati pensieri è il primo passo per lasciarli andare. Per fare questo dobbiamo portare l'attenzione all'interno. *Salamba sirsasana* è un'ottima posizione per guardarci dentro e allo stesso tempo è una posizione che ci mette letteralmente sottosopra e ci ricorda di osservare le cose da prospettive diverse.

COME ENTRARE NELLA POSIZIONE

Per sapere su quale punto della testa devi sostenerti, appoggia il palmo della mano sul punto più alto del naso (tra le sopracciglia). Il punto dove il tuo dito medio tocca la sommità della testa è il punto su cui devi stare.

Per entrare nella posizione inizia a quattro zampe. Appoggia i gomiti a terra e metti i pollici all'interno dei gomiti opposti. Questa è la larghezza che ti serve, non aprire i gomiti più di così. Intreccia le dita e metti la testa nelle mani. Ripiega le dita dei piedi in sotto, solleva le ginocchia da terra e fai dei passi per avvicinare i piedi alla testa. Porta prima un ginocchio e poi l'altro al petto sollevando i piedi da terra uno alla volta. Usa i muscoli della parte centrale del corpo per stendere le gambe. Mantienili attivi e continua a premere sui gomiti per evitare che il peso ricada sulla testa.

Assicurati di avere ancora energia a sufficienza per scendere in modo controllato.

"Le mie note"

Padangusthasana

La posizione dell'alluce allunga la parte posteriore delle cosce, così che il bacino ha più spazio per i movimenti e questo porta benefici alla parte inferiore della schiena.

COME ENTRARE NELLA POSIZIONE

Da *tadasana* divarica i piedi alla larghezza delle anche. Inspirando porta in alto le braccia ed espirando piega il corpo a metà dalle anche. Afferra gli alluci con pollice, indice e dito medio. Inspira e allunga la colonna vertebrale, espira e piegati di nuovo a metà.
Come per tutti gli allungamenti della parte posteriore delle cosce, assicurati di percepire l'allungamento in questa zona. Se lo senti dietro al ginocchio, piega leggermente le gambe.

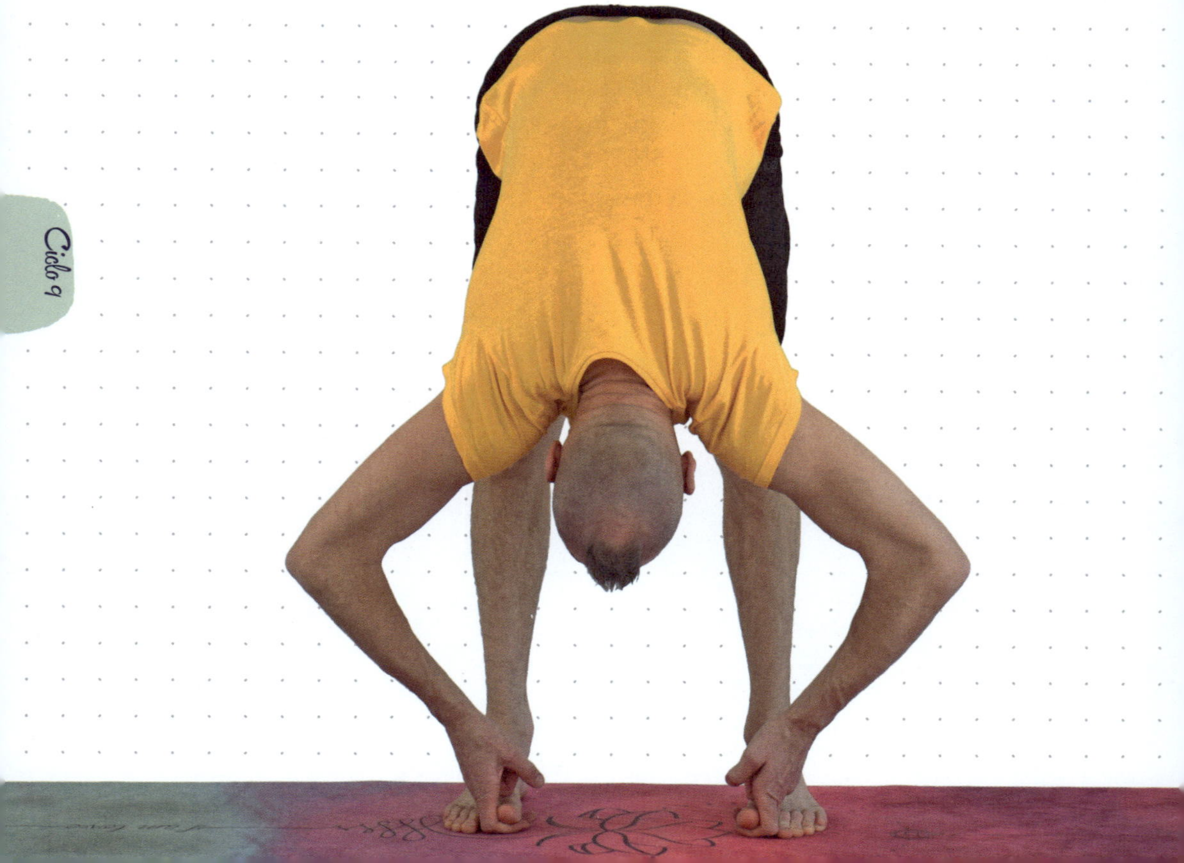

Giorno 2

Sequenza della settimana

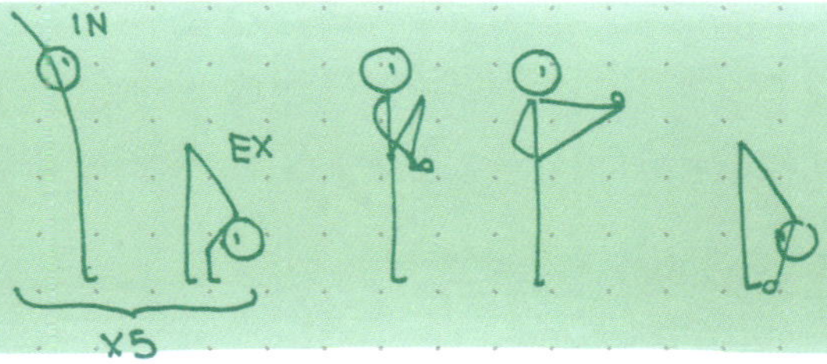

Giorno 3

Colorami!

Giorno 4

"

Vivere
è la cosa più rara
del mondo.
I più,
esistono solamente.

Oscar Wilde.

STAI VIVENDO DAVVERO O ESISTI SOLTANTO?

Giorno 5

Serata cinema

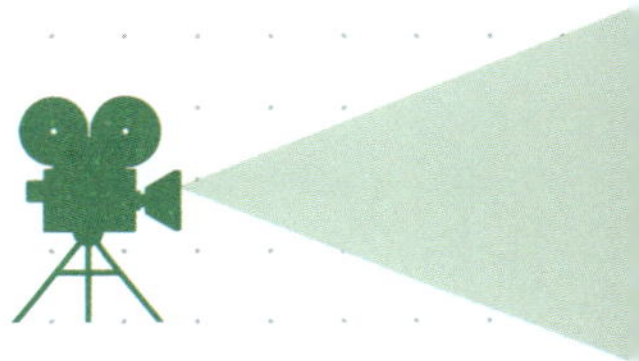

L'ATTIMO FUGGENTE
diretto da Peter Weir

Giorno 6

Meditazione del ciclo

Quando reagisci a un evento in un modo che non ti piace, fermati un attimo. Chiudi gli occhi e respira profondamente. Pensa a cosa è successo, ma questa volta guarda tutto come se fossi un osservatore esterno.

Giorno 7

Tempo dedicato a me

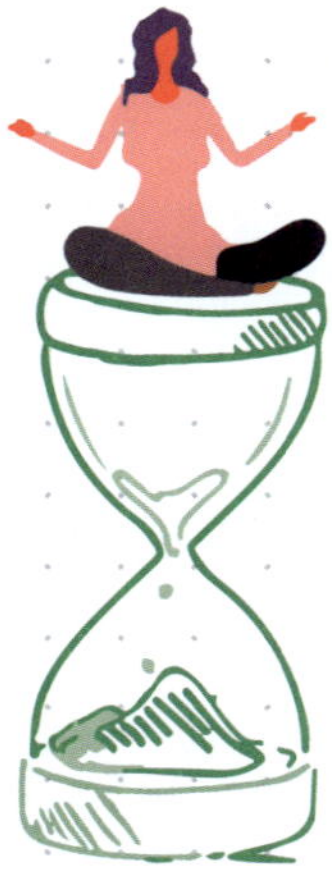

"Le mie note"

Ardha pincha mayurasana

Molte posizioni di yoga necessitano di spalle aperte e forti. *Ardha pincha mayurasana* è ottima per acquisire la forza necessaria e allo stesso tempo aprire le spalle.

COME ENTRARE NELLA POSIZIONE

Dal cane a testa in giù abbassa a terra i gomiti. Se ne senti la necessità, aggiusta la posizione portando i piedi avanti di qualche centimetro. Distribuisci il peso uniformemente su braccia e piedi e abbassa il petto verso il pavimento.

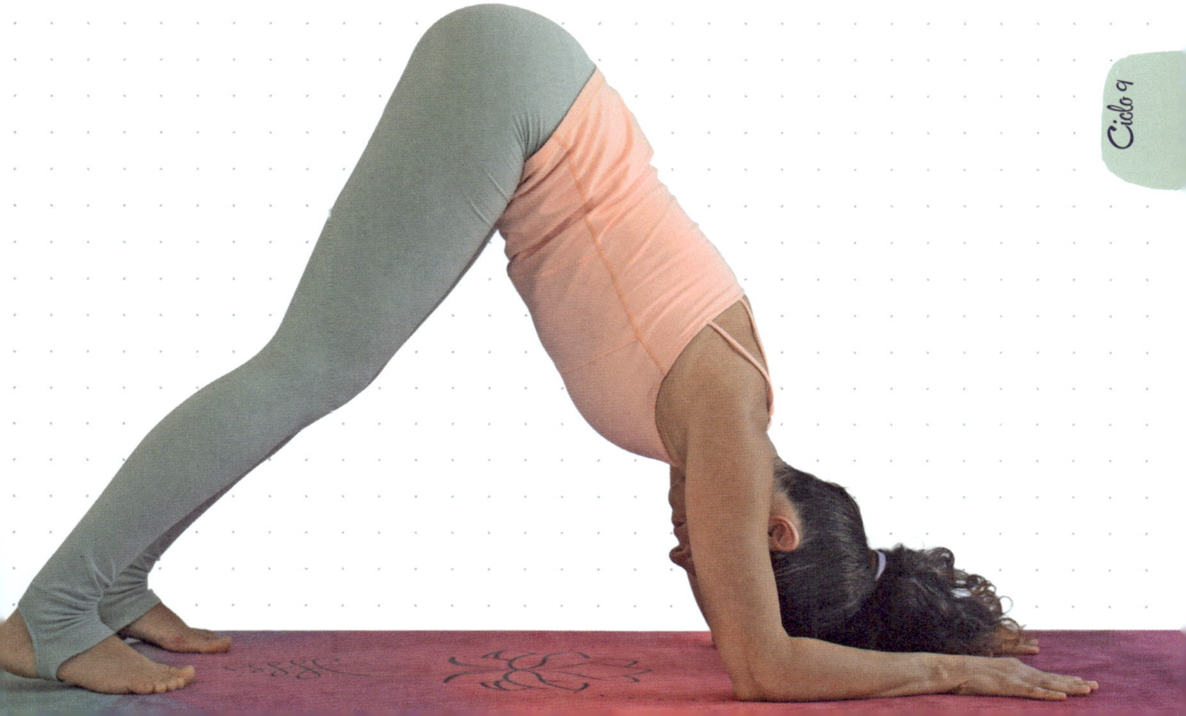

Sequenza della settimana

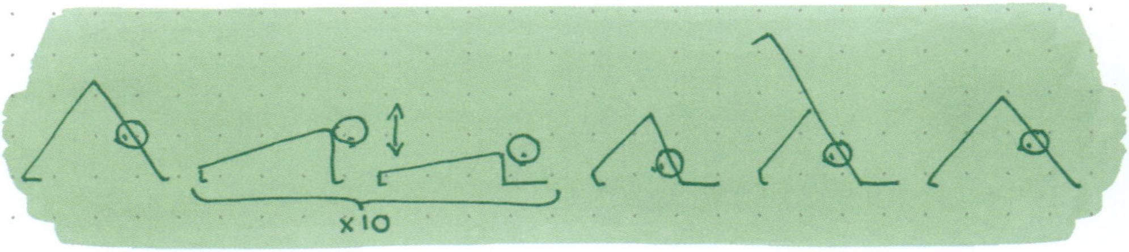

Giorno 10

Danza!

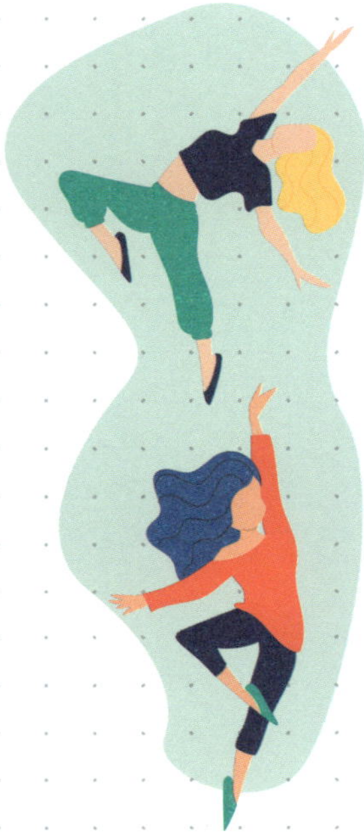

Giorno 11

“

Non c'è nulla di nobile nell'essere superiore a qualcun altro. La vera nobiltà consiste nell'essere superiore a chi eravamo ieri.

Ernest Hemingway

LO SAI CHE SAVASANA È UNA MORTE SIMBOLICA?
DOPO SAVASANA RINASCIAMO COME PERSONE MIGLIORI, PERCHÉ ABBIAMO LAVORATO SU NOI STESSI DURANTE LA PRATICA YOGA E LA MEDITAZIONE. È PER QUESTO CHE SALIAMO SUL TAPPETINO DA YOGA OGNI GIORNO.

Giorno 12

Canzone del ciclo

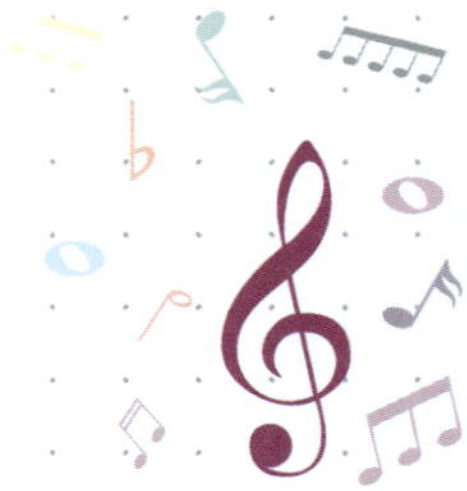

MAN IN THE MIRROR
di Michael Jackson

Giorno 13

Esegui tre cicli di *nadi shodhana pranayama* (che trovi al giorno 13 del ciclo 7), con 10 respirazioni ognuno. Questa volta, inspira da una narice ed espira dall'altra.

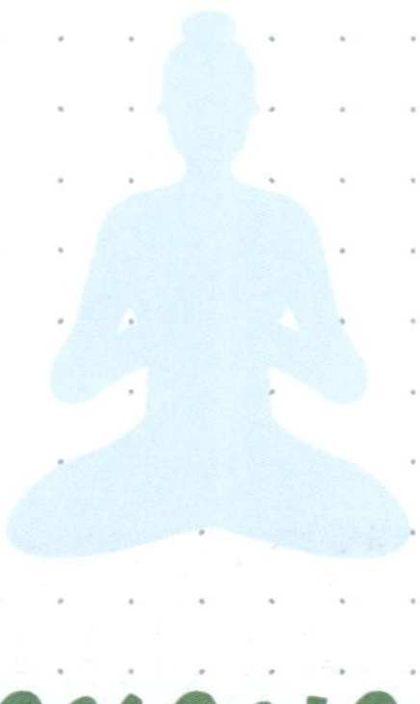

Pranayama

Giorno 14

Tempo dedicato a me

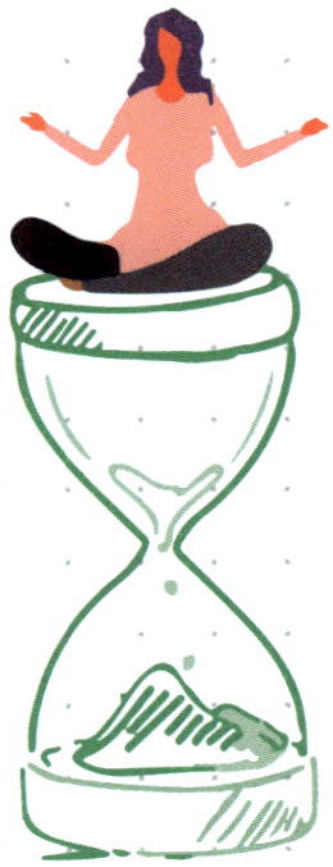

"Le mie note"

Virabhadrasana III

Il guerriero III ci insegna a rimanere saldi sui nostri piedi bilanciando il peso prima su un piede e poi sull'altro.

COME ENTRARE NELLA POSIZIONE

Da *tadasana* fai un passo indietro con il piede destro e appoggiati sull'avampiede. Inspirando solleva le braccia, espirando piega la gamba sinistra per spostare il peso in avanti e solleva il piede destro in aria fino a portarlo parallelo al pavimento. Stendi la gamba sinistra. Raddrizza i fianchi, non inclinarli.
Se è difficile tenere la posizione con le braccia tese, puoi anche congiungere le mani in preghiera davanti al petto.

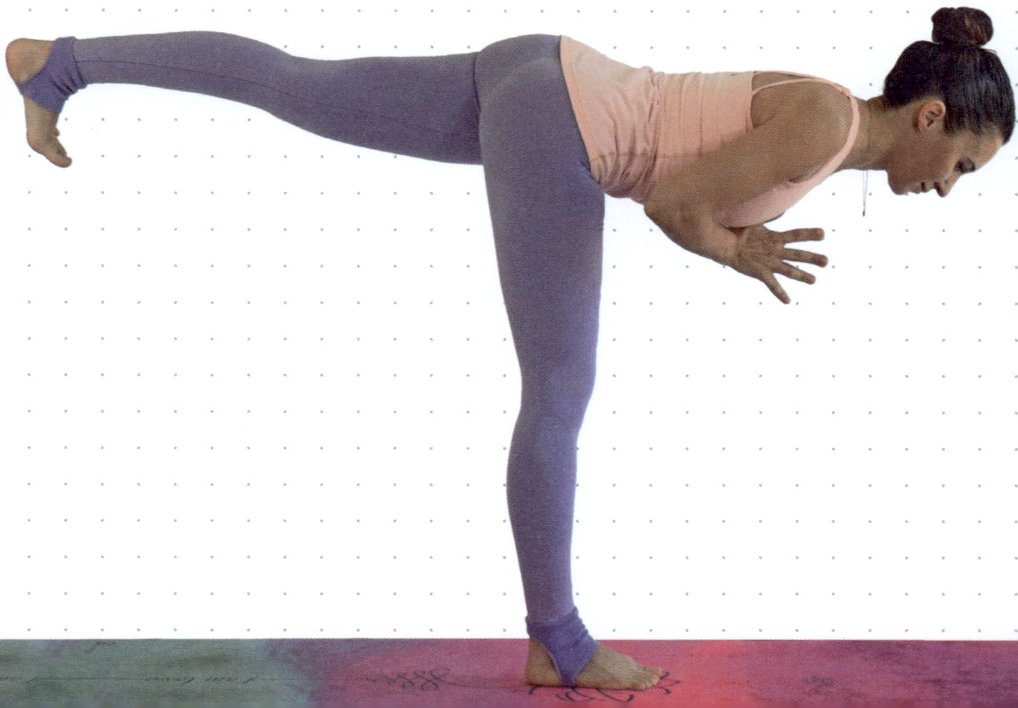

Sequenza della settimana

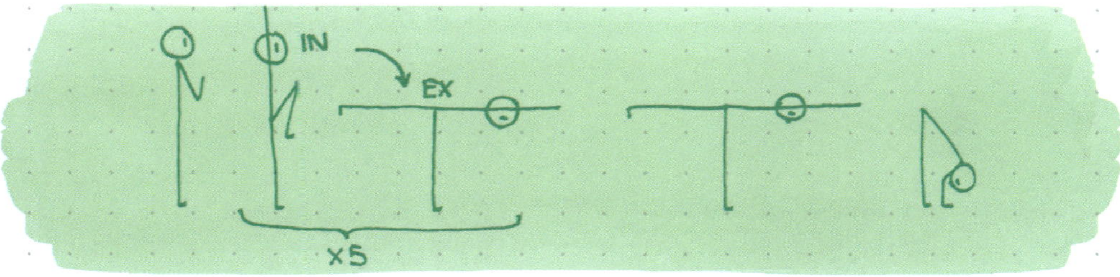

Giorno 17

Colorami!

Giorno 18

“

Io non sono
ciò che mi è capitato
di essere.
Io sono
ciò che ho scelto
di diventare.

Carl Jung

NON LASCIARE CHE LE EMOZIONI
DOMININO LA TUA MENTE.
FAI CHE SIA LA TUA MENTE A DOMINARE LE EMOZIONI.

Giorno 19

Libro consigliato

BHAGAVADGITA
qualsiasi traduzione
(e commento) va bene.

Giorno 20

Meditazione del ciclo

Quando reagisci a un evento in un modo che non ti piace, fermati un attimo. Chiudi gli occhi e respira profondamente. Pensa a cosa è successo, ma questa volta guarda tutto come se fossi un osservatore esterno.

Giorno 21

Tempo dedicato a me

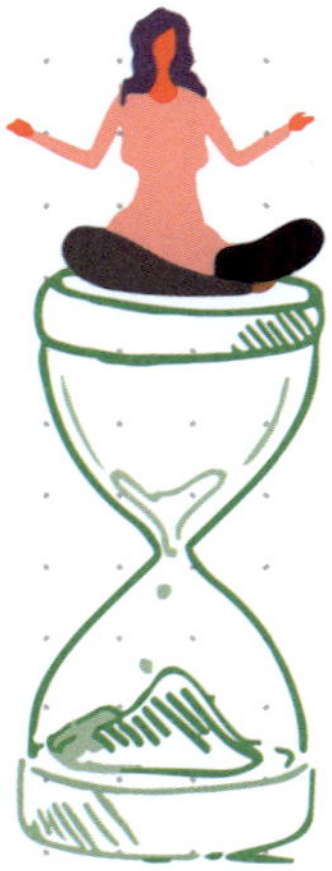

"Le mie note"

Purvottanasana

La posizione della panca all'insù rinforza la parte centrale del corpo e favorisce l'apertura del petto. È un'ottima controposizione da eseguire in una pratica che contiene molte *chaturanga dandasana* (panca bassa).

COME ENTRARE NELLA POSIZIONE

Da *dandasana* appoggia le mani dietro di te. Le dita possono essere rivolte in avanti verso i glutei o all'indietro. Tieni le gambe tese e solleva il sedere da terra, portando le dita dei piedi a contatto con il pavimento. Forma una linea con la testa e il collo e cerca di aprire ancora di più il petto.

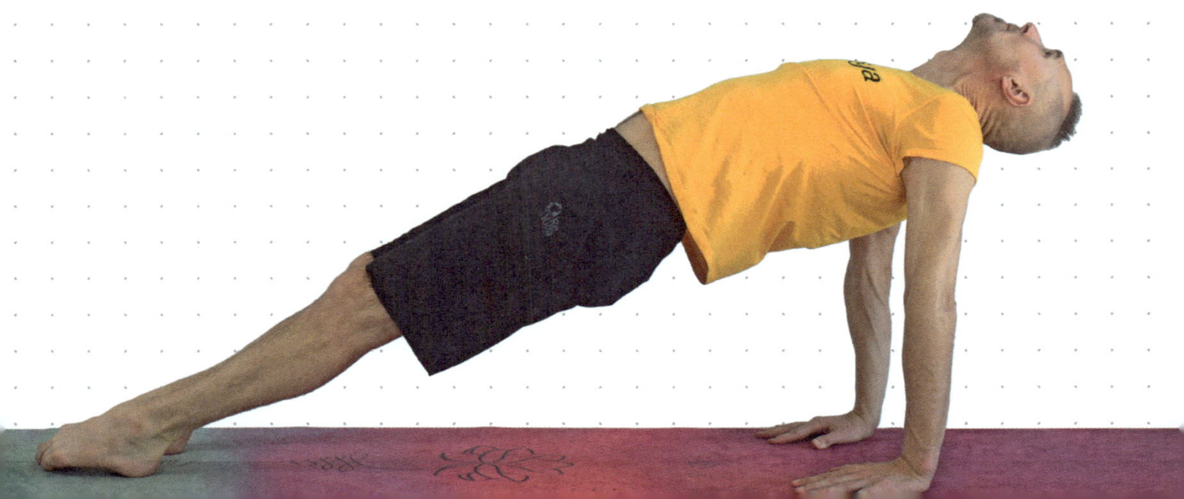

Giorno 23

Sequenza della settimana

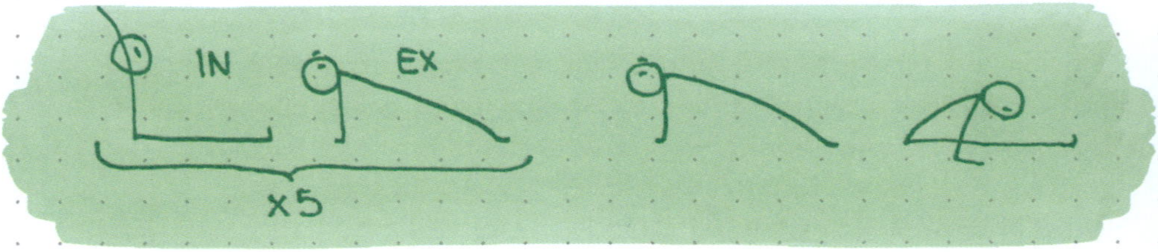

Giorno 24

Sorridi!

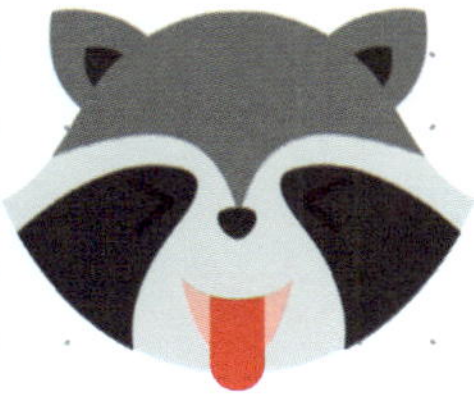

Giorno 25

"

Sii te stesso,
tutti gli altri
sono già occupati.

Oscar Wilde

SEI TE STESSO?

Giorno 26

Snack consigliato

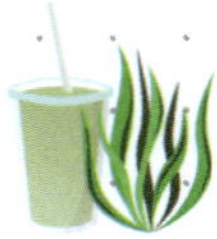

FRULLATO ALLA SPIRULINA

La spirulina è uno di quei superfood che hanno proprietà eccellenti (vitamine del gruppo B, rame, antiossidanti, solo per citarne alcuni), però ha un sapore orribile. Ma se la misceli con delle mele, un cetriolo, qualche carota e acqua (di cocco) ottieni un ottimo frullato.

Giorno 27

Esegui tre cicli di *nadi shodhana pranayama* (che trovi al giorno 13 del ciclo 7), con 10 respirazioni ognuno. Questa volta, inspira da una narice ed espira dall'altra.

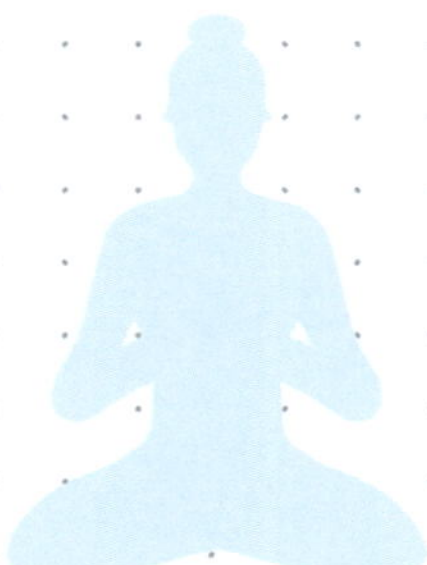

Pranayama

Tempo dedicato a me

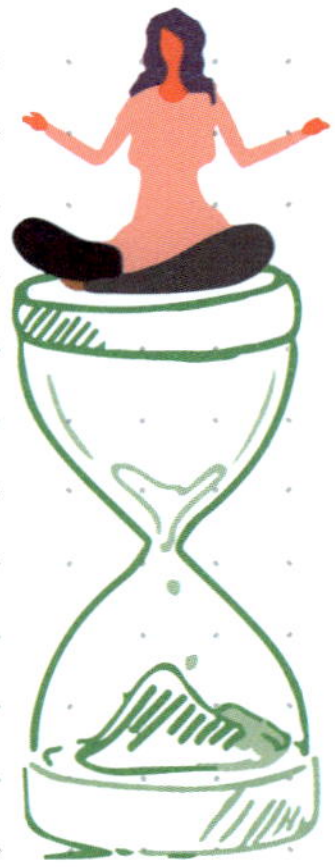

"Le mie note"

Ciclo 10

Isvara Pranidhana

fiducia nel divino

Senza la notte non esiste il giorno. Senza le valli non esistono le montagne. A volte il negativo serve per creare il positivo.
Se studi te stesso "scoprirai" questo, così come hai visto con *Svadhyaya*. Possiamo capire il perché siamo finiti in certe situazioni solo se ci fermiamo a osservarle. Molte cose finiscono per migliorare. Questo ci permette di avere speranza nei momenti difficili.
Gli yogi lo chiamano Isvara *Pranidhana*, fiducia nel Divino. Quando succede qualcosa di brutto, significa solo che c'è qualcosa di più grande in serbo per te. Continua ad avere fede, sii felice. Sta per arrivare qualcosa di buono.

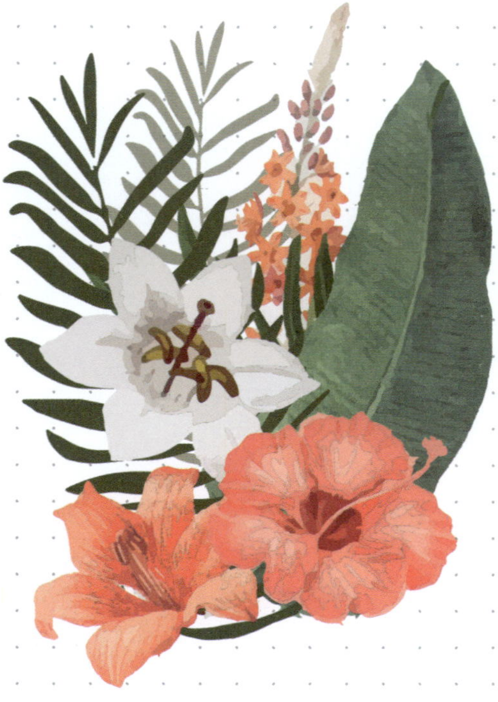

Utkata konasana

Posizione del ciclo 10

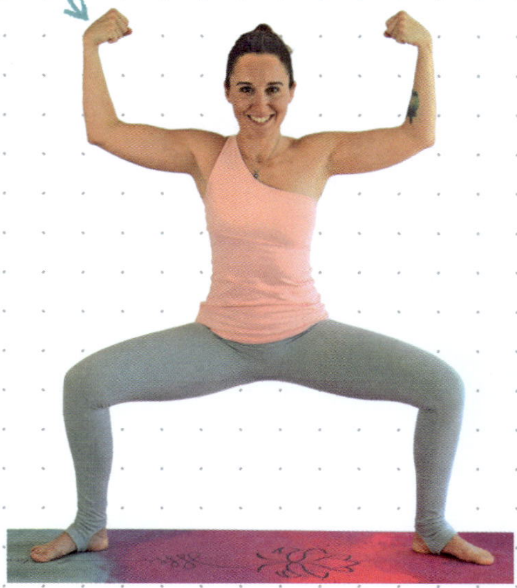

Giorni di pratica

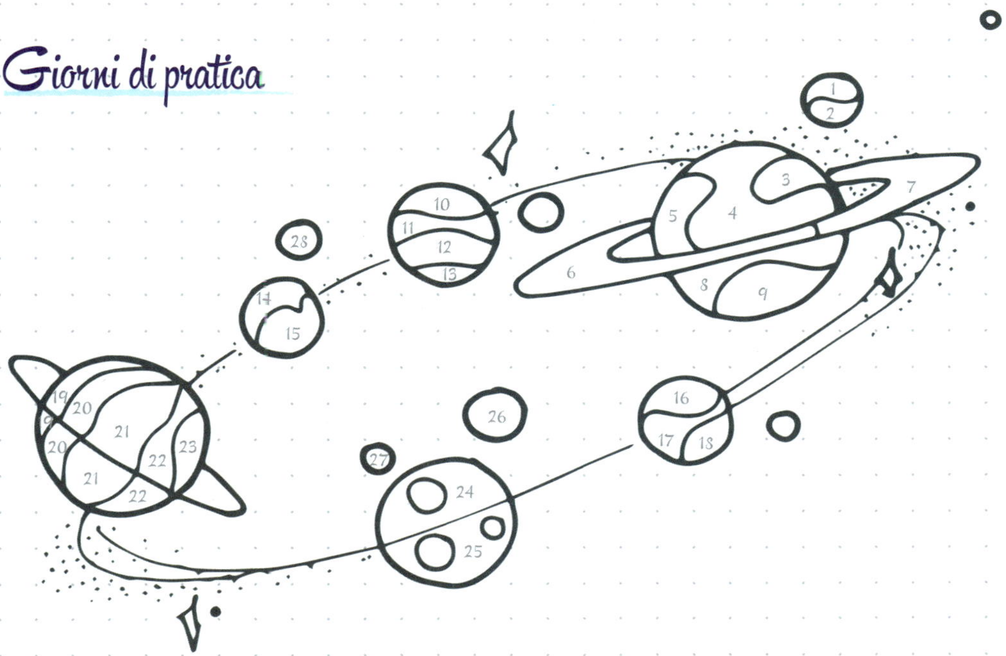

Siamo tutti divini. Abbiamo tutti la capacità di creare la nostra vita, di creare altra vita. Lo yoga è riconnetterci a questa sorgente di divinità dentro di noi.
La posizione della dea ci ricorda quanta forza abbiamo.

COME ENTRARE NELLA POSIZIONE
Mettiti in piedi a gambe ben divaricate e ruota i piedi leggermente all'esterno. Inspirando solleva le braccia e sull'espirazione abbassati in una posizione accovacciata molto larga, con le cosce parallele al pavimento. Piega le braccia, fai i pugni e apri il petto il più possibile.

"Le mie note"

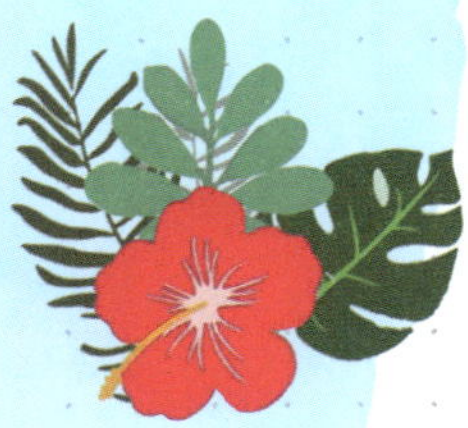

Virabhadrasana II

Il *guerriero II* è una posizione che rinforza, ci rende forti per affrontare le prove della vita.

COME ENTRARE NELLA POSIZIONE

Inizia in piedi a gambe divaricate. Ruota il piede destro in avanti e posiziona il sinistro a un angolo di 90 gradi, parallelo al lato posteriore del tappetino. Piega il ginocchio destro, in modo che arrivi a trovarsi dritto sopra la caviglia. Apri le braccia ai lati all'altezza delle spalle, con i palmi rivolti in basso. Guarda la mano destra. Più la coscia destra è parallela al pavimento, più la posizione è forte.

Fai attenzione a tenere il busto al centro, non inclinarti in avanti come un surfista.

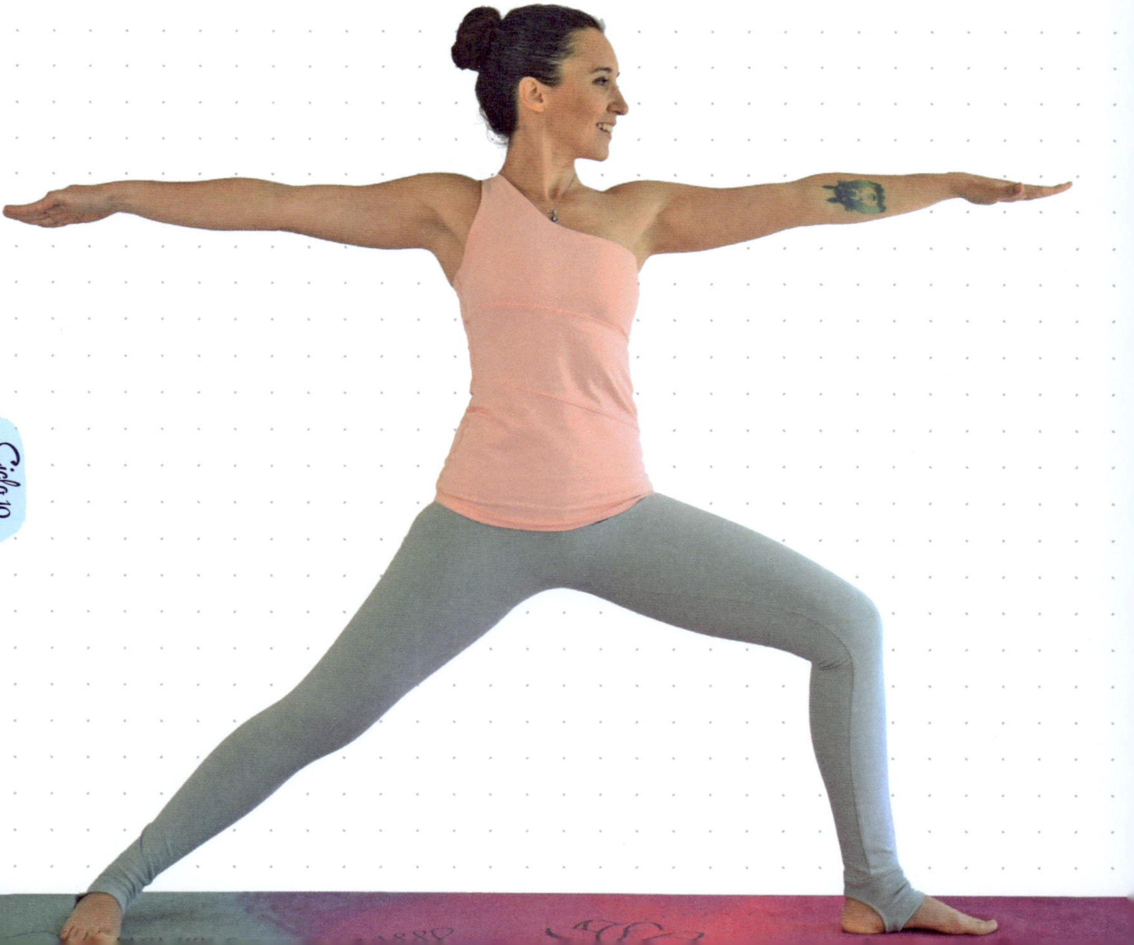

Sequenza della settimana

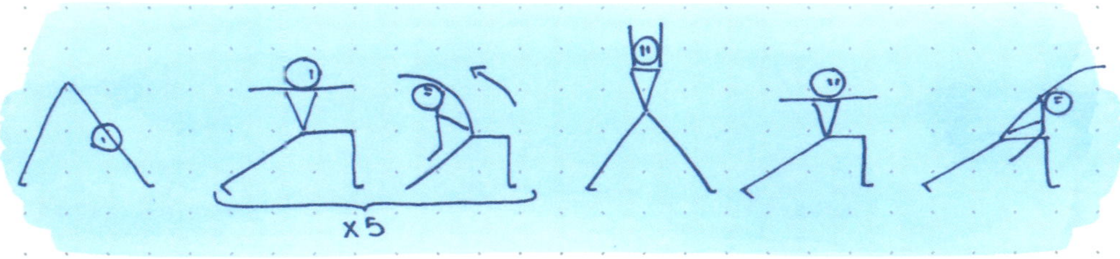

Giorno 3

Colorami!

Giorno 4

"

*Finirà anche la notte
più buia
e sorgerà il sole.*

Victor Hugo

GLI OSTACOLI ESISTONO PER ESSERE SUPERATI.

Giorno 5

Serata cinema

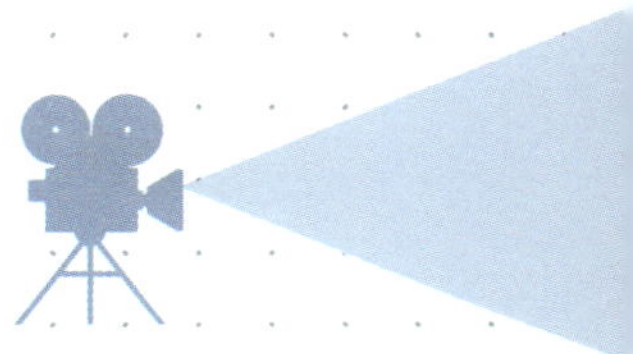

QUASI AMICI
diretto da Olivier Nakache
ed Eric Toledano

Giorno 6

Meditazione del ciclo

Meditazione sul settimo chakra, *Sahasrara*. Siedi in posizione di meditazione e concentrati sul respiro. Visualizza il respiro che entra nel tuo corpo attraverso la sommità del capo (*Sahasrara chakra*) e immaginalo come un flusso luminoso di energia che pervade e ricarica tutto il tuo corpo.

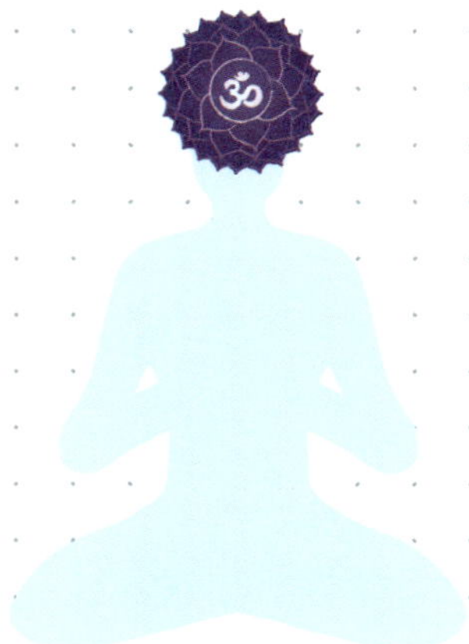

Giorno 7

Tempo dedicato a me

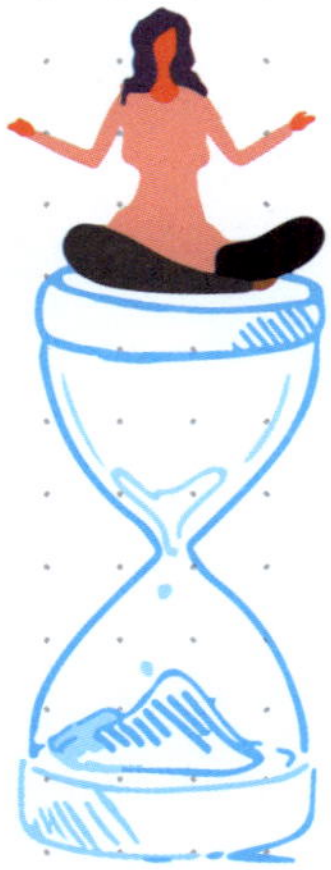

"Le mie note"

Utthan pristhasana

La lucertola è una posizione che apre intensamente le anche.

COME ENTRARE NELLA POSIZIONE

Dal cane a testa in giù porta la mano destra verso il centro del tappetino e appoggia il piede destro all'esterno della mano destra, mentre porti il busto e la gamba sinistra in una posizione simile a quella della panca. Ruota il piede destro in fuori a un'angolazione di 45 gradi. Se ti risulta più comodo, puoi rotolare sull'esterno del piede destro.
Rimani sulle mani o, se hai la flessibilità, appoggia i gomiti a terra. Se la posizione ti risulta difficile, puoi portare a terra il ginocchio sinistro.

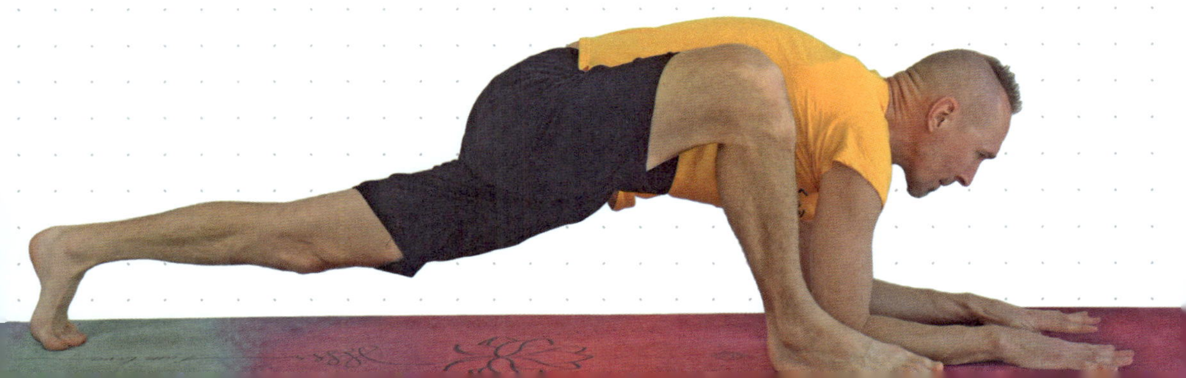

Giorno 9

Sequenza della settimana

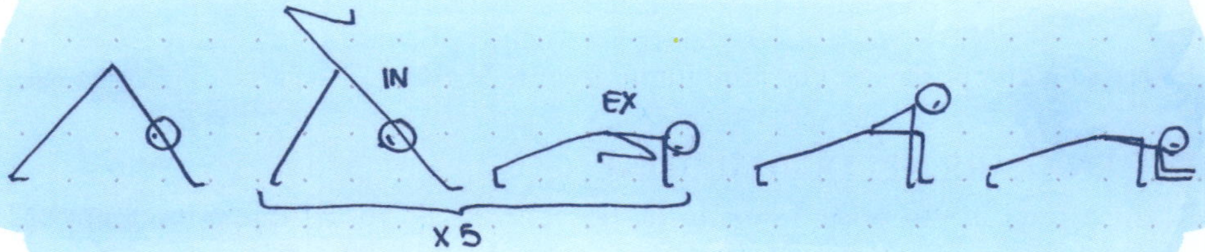

Giorno 10

Danza!

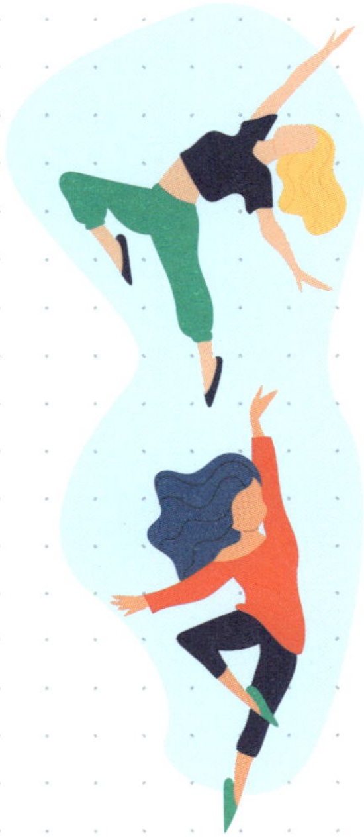

Giorno 11

Non sei una goccia nell'oceano.
Sei l'intero oceano in una goccia.

Jalaluddin Rumi

SE CI RIFLETTIAMO, CAPIAMO CHE SIAMO CONNESSI A TUTTI E A TUTTO QUELLO CHE CI CIRCONDA. SIAMO TUTTI UNA COSA SOLA.

Giorno 12

Canzone del ciclo

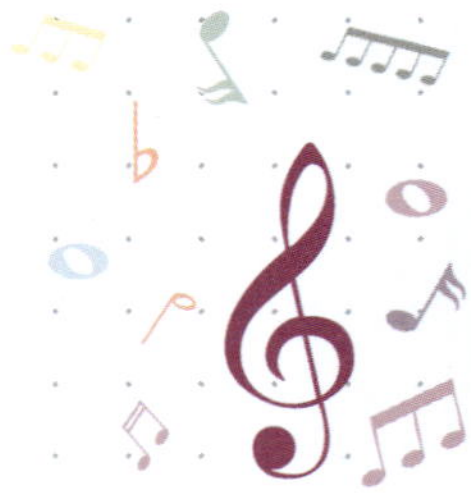

ANTHEM
di Leonard Cohen

Giorno 13

Viloma pranayama.
Siedi con la colonna vertebrale diritta. Inspira dividendo l'inspirazione in tre parti: lascia entrare un po' d'aria, fermati per un istante, quindi riprendi a respirare facendo un'altra pausa e infine completa l'inspirazione. Espira completamente senza interruzioni. Ripeti la sequenza un paio di volte.

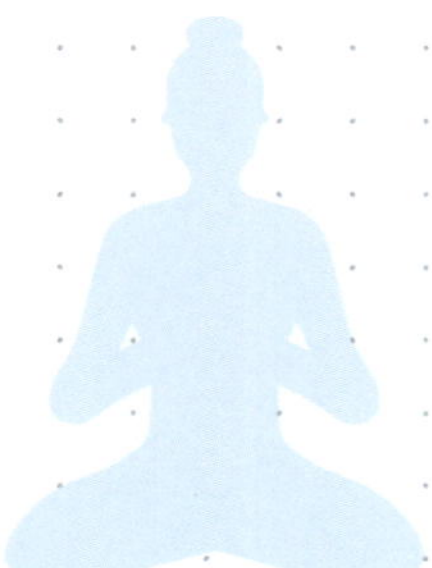

Pranayama

Tempo dedicato a me

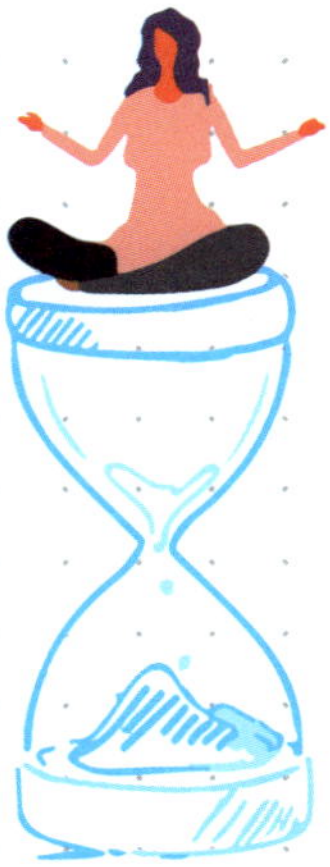

"Le mie note"

Garudasana

La posizione dell'aquila allunga i muscoli delle spalle e rinforza le caviglie.

COME ENTRARE NELLA POSIZIONE

Da *tadasana* porta il peso sulla gamba destra e piegala. Intorno a questa avvolgi la gamba sinistra, con il retro della coscia sinistra sul fronte di quella destra. Se riesci, aggancia il piede sinistro dietro il polpaccio o la caviglia destra.

Tieni le braccia davanti a te all'altezza delle spalle: il gomito destro sull'interno del gomito sinistro. Piega le braccia e congiungi i palmi delle mani. Il palmo destro sarà più alto rispetto al sinistro.

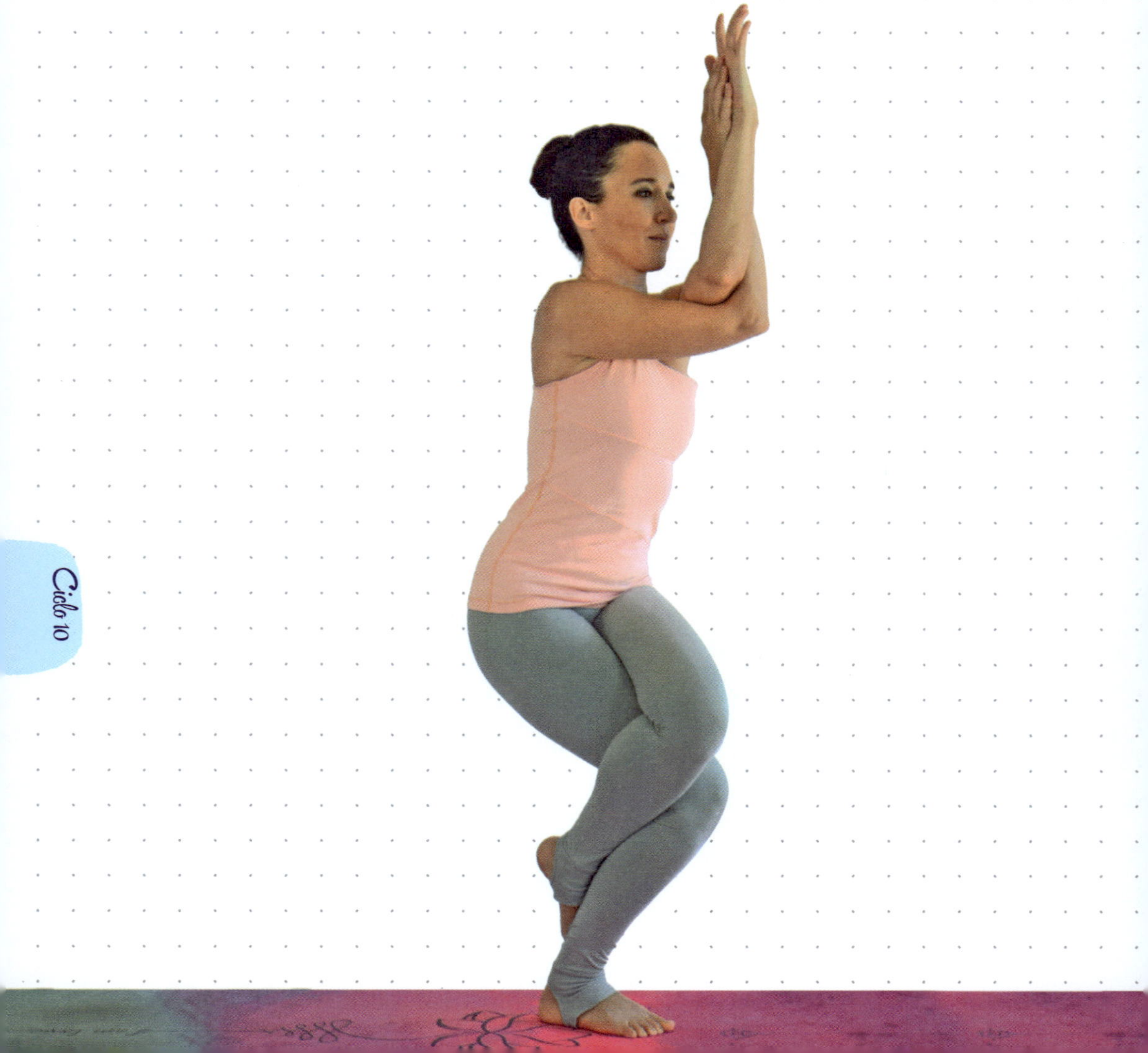

Sequenza della settimana

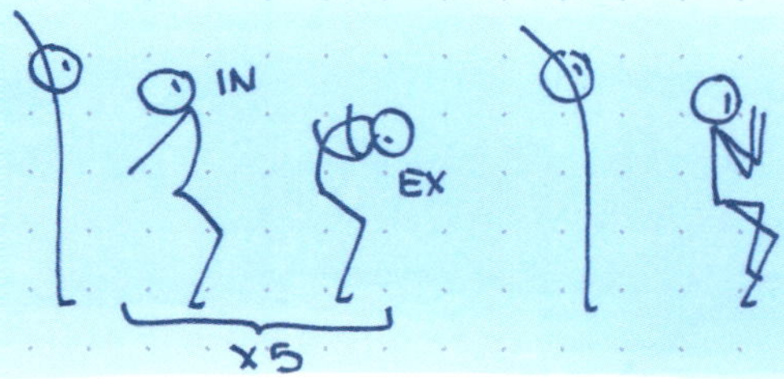

Giorno 17

Colorami!

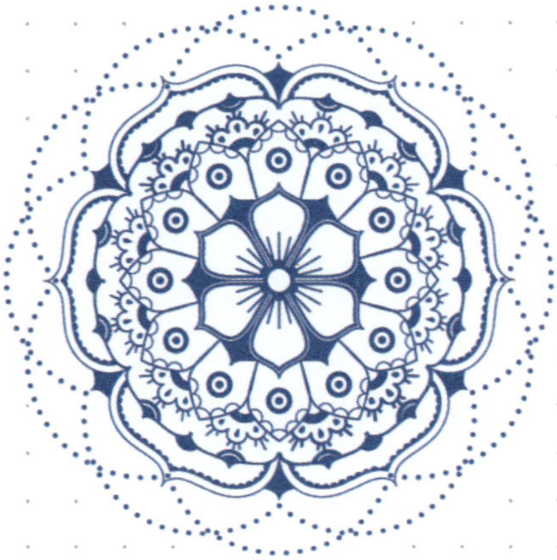

Giorno 18

"Chi non ha
mai fatto errori
non ha mai provato
a fare qualcosa
di nuovo.

Albert Einstein

GLI ERRORI SONO SOLO DELLE LEZIONI.

Giorno 19

Libro consigliato

TAO TE CHING
qualsiasi traduzione
va bene

Giorno 20

Meditazione del ciclo

Meditazione sul settimo chakra, *Sahasrara*. Siedi in posizione di meditazione e concentrati sul respiro. Visualizza il respiro che entra nel tuo corpo attraverso la sommità del capo (*Sahasrara chakra*) e immaginalo come un flusso luminoso di energia che pervade e ricarica tutto il tuo corpo.

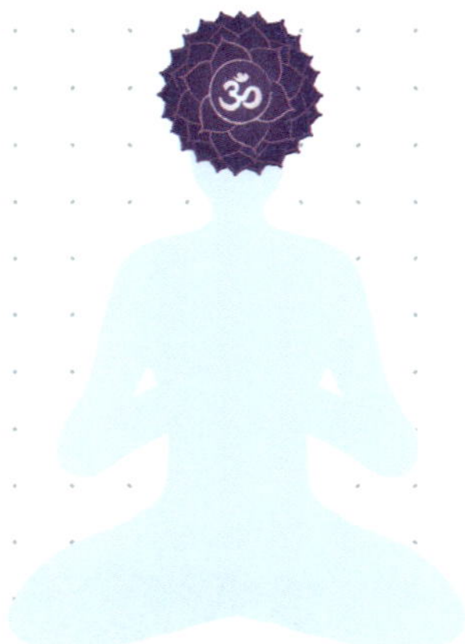

Giorno 21

Tempo dedicato a me

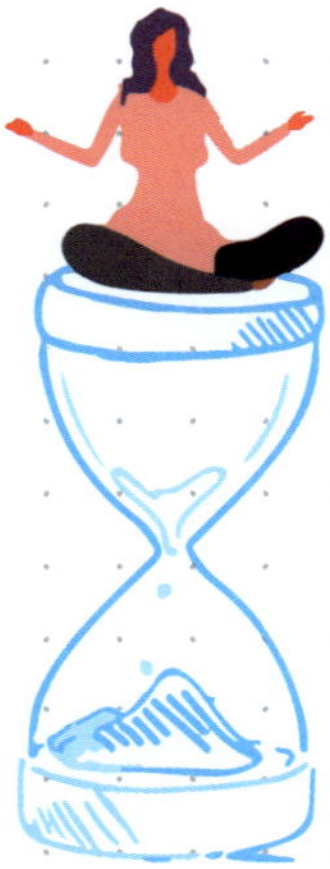

"Le mie note"

Ciclo 10

Utthita hasta padangusthasana B

La seconda variante della posizione estesa della mano all'alluce favorisce l'apertura delle anche e, dato l'equilibrio che richiede, è impegantiva.

COME ENTRARE NELLA POSIZIONE

Per entrare nella posizione inizia in *tadasana*. Piega la gamba destra e porta il ginocchio al petto. Afferra l'alluce con il pollice, indice e dito medio. Appoggia la mano sinistra sul fianco sinistro. Stendi la gamba destra in avanti e trova l'equilibrio. Quando sei in equilibrio apri la gamba destra di lato. Trova di nuovo l'equilibrio, quindi guarda verso sinistra al di sopra della spalla sinistra.

Se è difficile tenere l'equilibrio, puoi stendere il braccio sinistro di lato come contrappeso. Un'altra opzione consiste nel praticare la posizione con il ginocchio destro piegato, afferrando il ginocchio.

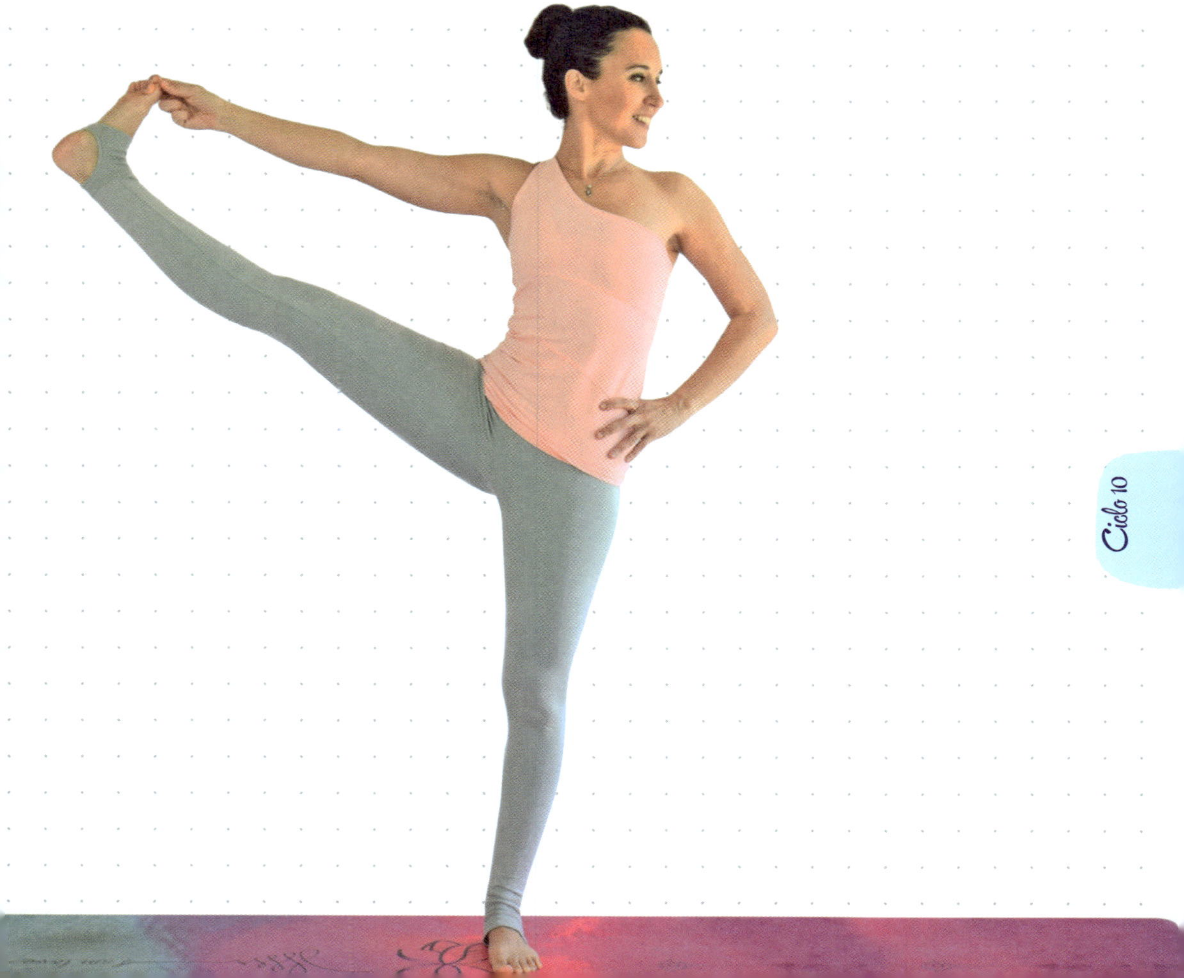

Quarta Settimana

Giorno 23

Sequenza della settimana

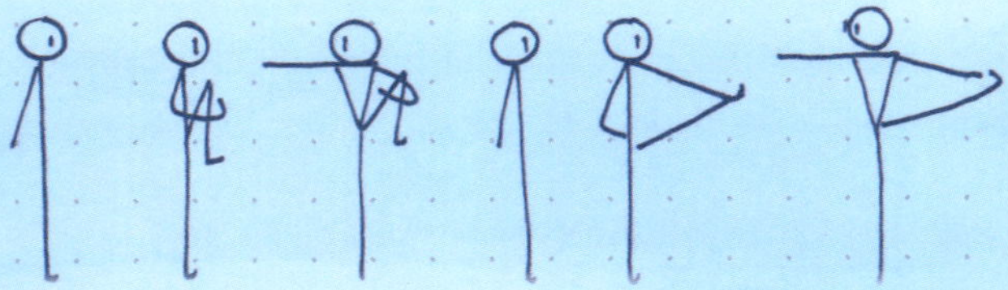

Giorno 24

Sorridi!

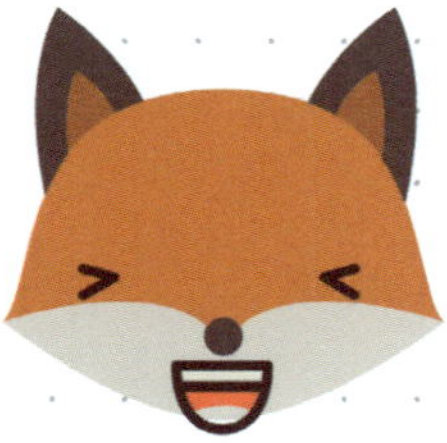

Giorno 25

"

Un vincitore è un sognatore che non si è mai arreso.

Nelson Mandela

QUANTO PRENDI SUL SERIO I TUOI SOGNI? SEI PRONTO A FARE IL TEST?

Giorno 26

Tisana consigliata

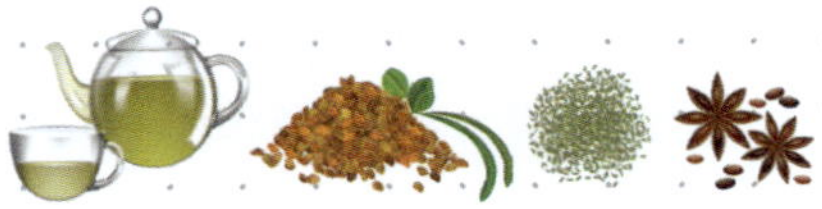

Aggiungi all'acqua del fieno greco, dei semi di finocchio e di anice e fai bollire per un po'. È una tisana che calma lo stomaco quando è disturbato, ma per berla non devi aspettare di arrivare a questo punto, perché ha anche un ottimo sapore.

Giorno 27

Viloma pranayama.
Siedi con la colonna vertebrale diritta. Inspira dividendo l'inspirazione in tre parti: lascia entrare un po' d'aria, fermati per un istante, quindi riprendi a respirare facendo un'altra pausa e infine completa l'inspirazione. Espira completamente senza interruzioni. Ripeti la sequenza un paio di volte.

Pranayama

Giorno 28

Tempo dedicato a me

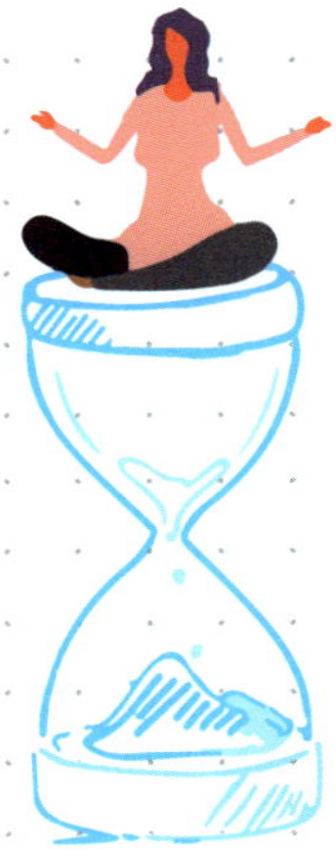

"Le mie note"

Ciclo 11

Samjna

percezione

La bellezza è negli occhi di chi guarda.
Hai preso del sole di recente? Un po' di colorito sano? Abbronzarsi è salutare oppure no? Come sai, non è da sempre considerato una buona cosa. Prima della rivoluzione industriale il colorito pallido era quello più ambito. Gli operai, gli uomini di fatica lavoravano fuori nei campi, mentre l'alta società stava al chiuso, nei castelli e nei palazzi. L'abbronzatura era guardata con disprezzo, proprio perché associata alla povertà. Essere bianchi, pallidi significava essere ricchi.
Con la rivoluzione industriale, gli operai si spostarono dai campi alle fabbriche. Le loro carnagioni baciate dal sole si fecero pallide. Allo stesso modo la popolazione benestante ebbe nuovi mezzi a disposizione. Con le prime automobili potevano andare in spiaggia ed ecco che i significati si invertirono: il pallore venne considerato da poveri, l'abbronzatura da ricchi.
È tutta questione di percezione. Crediamo a ciò che vediamo intorno a noi, a ciò che ci hanno detto. Perché pensi che le aziende spendano milioni e milioni di euro in pubblicità? Vogliono farti credere che non puoi vivere senza i loro prodotti.
Ci confrontiamo con gli standard dettati dalla società, ma si tratta di standard sani? Sono giusti? O sono solo stati creati dalla generazione prima di noi? Dall'industria pubblicitaria e cinematografica?

Lo yoga ci aiuta a dissolvere la nebbia della percezione e a vedere la verità. È per questo che saliamo sul tappetino ogni giorno. È per questo che meditiamo ogni giorno. Per essere la persona che vogliamo essere, non per aderire a un'immagine creata da altri.

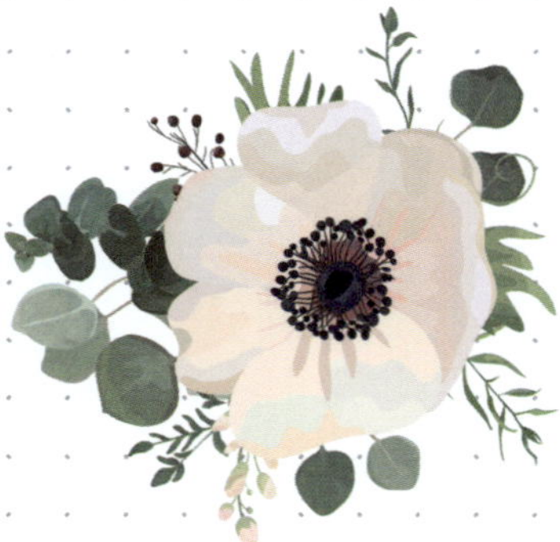

Simhasana II

Posizione del ciclo 11

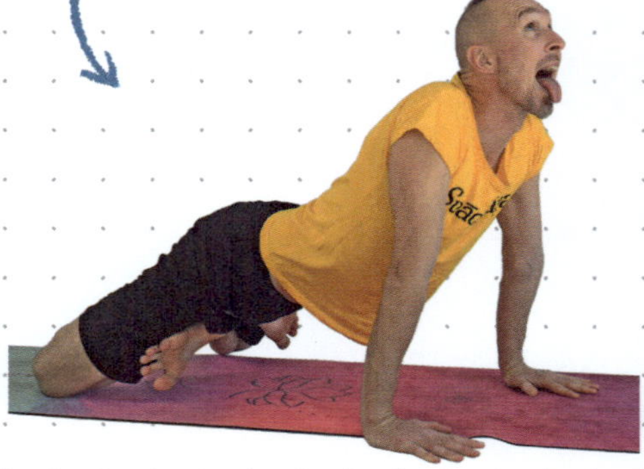

Giorni di pratica

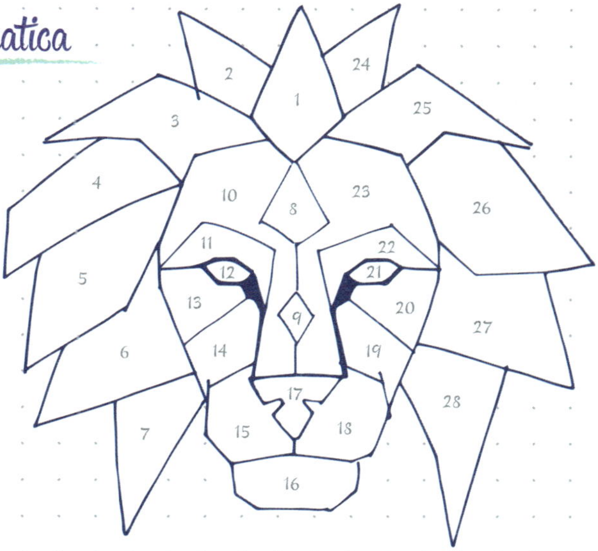

Uno yogi è sempre umile, sa che è parte di qualcosa di più grande: il Divino. Uno yogi è un sovrano, il re della propria vita, semplicemente perché controlla la propria mente. *Simhasana* è una posizione simbolica, in cui ruggiamo come un leone.

COME ENTRARE NELLA POSIZIONE

La si può praticare in due modi. Nel primo, siedi in *dandasana*, piega la gamba destra e metti il piede destro sotto il gluteo sinistro. Piega quindi la gamba sinistra e metti il piede sinistro sotto il gluteo destro. Appoggia entrambe le mani sulle ginocchia. Inspira profondamente, espira e guarda verso l'alto con gli occhi mentre tiri fuori la lingua e respiri emettendo il forte suono di un'H.

Nella seconda opzione, piega le gambe in loto. Porta le mani davanti a te e rotola sulle ginocchia, appoggiando il peso del corpo sulle mani. Premi il bacino verso il pavimento. Ruggisci come nella prima opzione.

"Le mie note"

Baddha virabhadrasana

Il guerriero umile è una bella posizione che favorisce l'apertura delle anche e delle spalle. Può essere praticata tenendo le ginocchia fra loro parallele come nel guerriero I oppure aperte come nel guerriero II.

COME ENTRARE NELLA POSIZIONE

Dal guerriero II (giorno 1 ciclo 10) inspirando solleva le braccia in alto ed espirando intreccia le dita delle mani dietro la schiena. Sull'inspirazione apri il petto verso il soffitto e sull'espirazione piegati in avanti, portando la spalla all'interno del ginocchio anteriore e le braccia il più possibile sopra o oltre la testa.

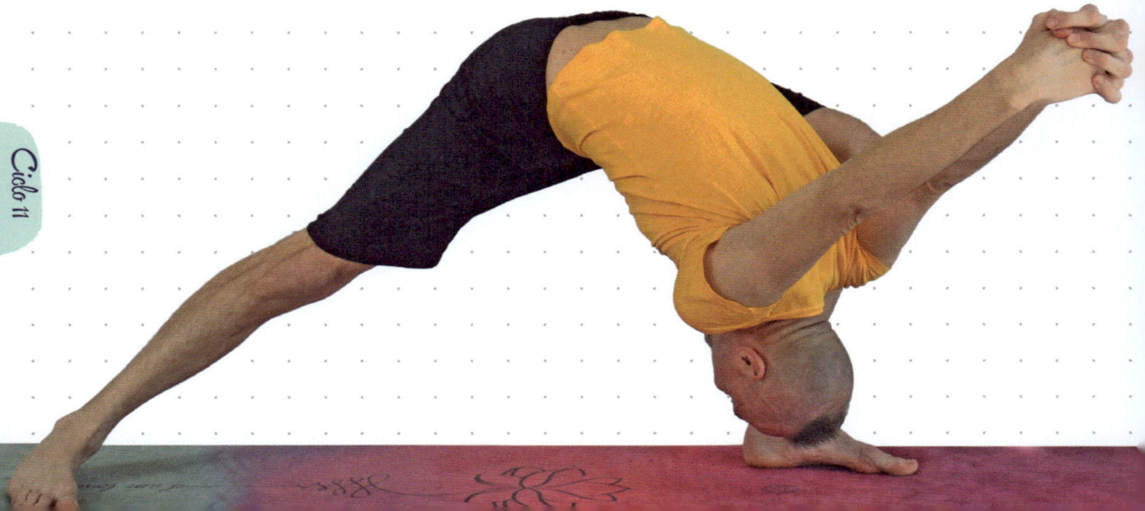

Sequenza della settimana

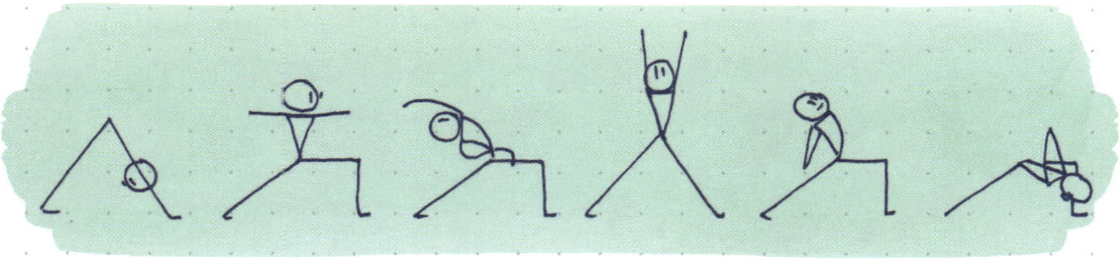

Giorno 3

Colorami!

Giorno 4

“Se giudichi le persone, non avrai tempo per amarle.”

Madre Teresa

SE GUARDIAMO GLI ALTRI ATTRAVERSO OCCHI PIENI DI PREGIUDIZIO, NON LI VEDIAMO COME SONO, MA COME PENSIAMO CHE SIANO.

Giorno 5

Serata cinema

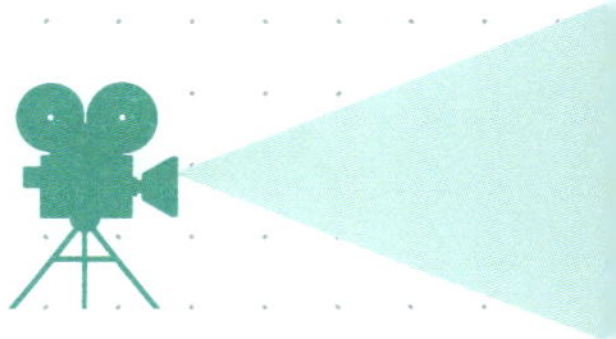

MATRIX
diretto dai fratelli
Wachowski

Giorno 6

Meditazione del ciclo

Medita sul cambiamento delle cose. Niente è statico e immobile. Tutto cambia, anche tu cambi... o per meglio dire, il tuo corpo cambia, i tuoi pensieri cambiano. Il tuo vero sé, invece, è eterno.

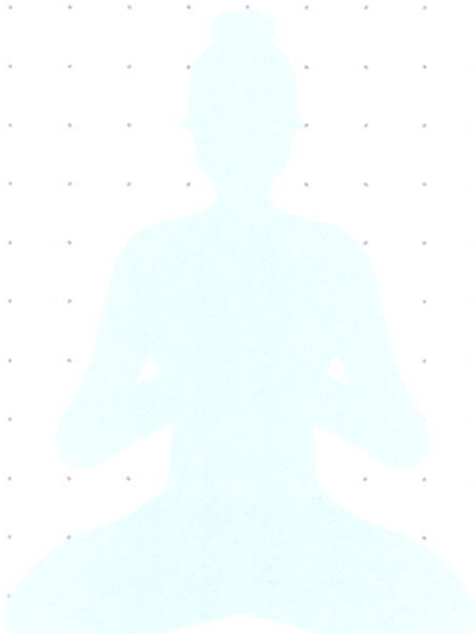

Giorno 7

Tempo dedicato a me

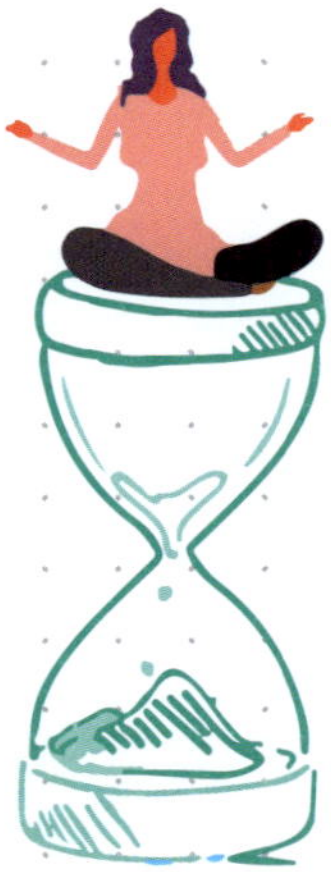

"Le mie note"

Dhanurasana

L'arco è una posizione che apre molto il cuore (petto) e allo stesso tempo allunga i quadricipiti, gli ileopsoas e gli addominali, tutti muscoli che si accorciano notevolmente nella nostra vita quotidiana, piena di televisione, cellulari, notebook e tablet.

COME ENTRARE NELLA POSIZIONE

Inizia sdraiandoti a pancia in giù. Piega le gambe, stendi le braccia all'indietro e afferra le caviglie. Ruota le cosce leggermente verso l'interno e, aiutandoti con le mani, solleva le gambe e la parte anteriore del tronco. Il peso del corpo dovrebbe poggiare sull'addome.

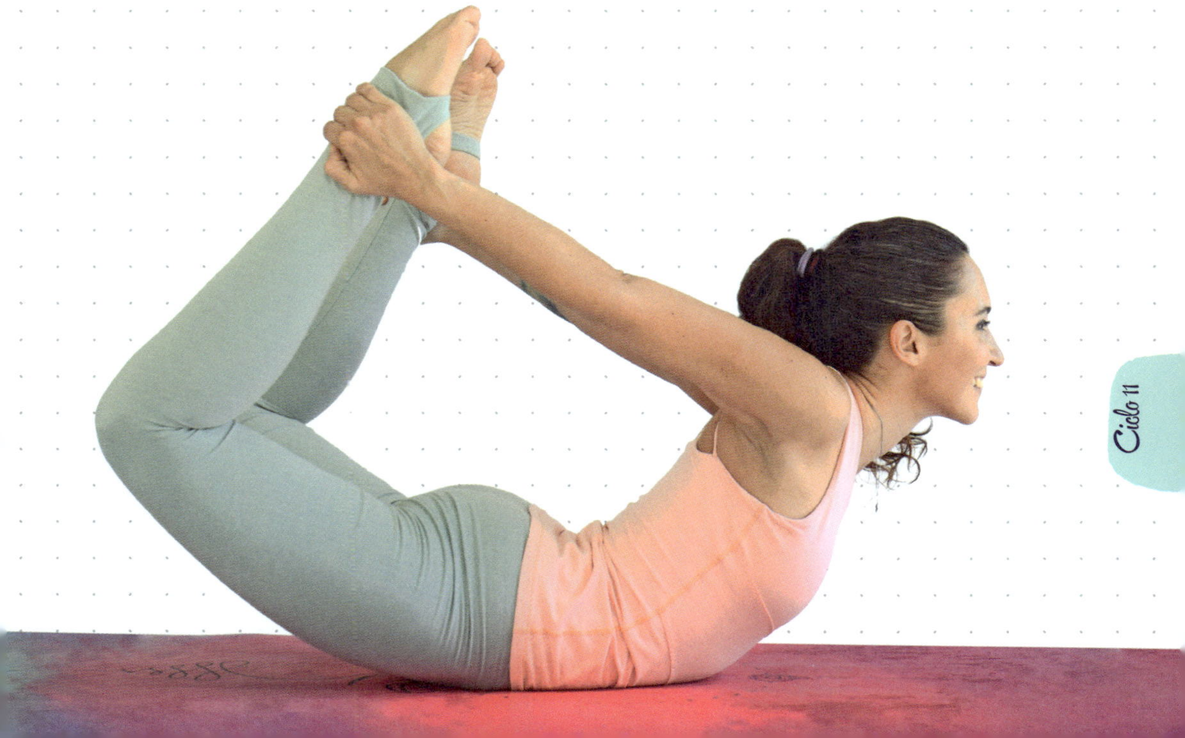

Giorno 9

Sequenza della settimana

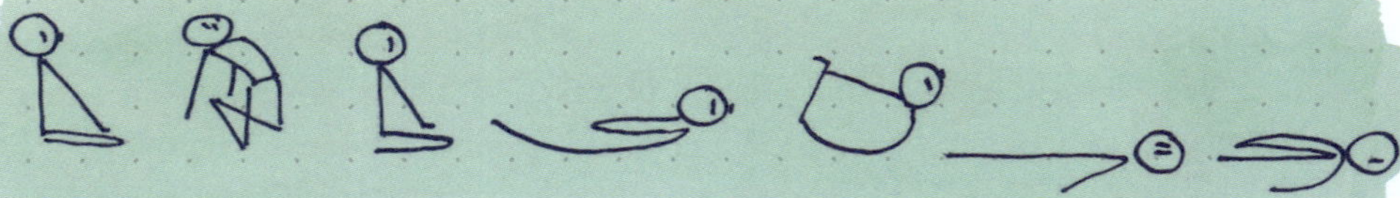

Giorno 10

Danza!

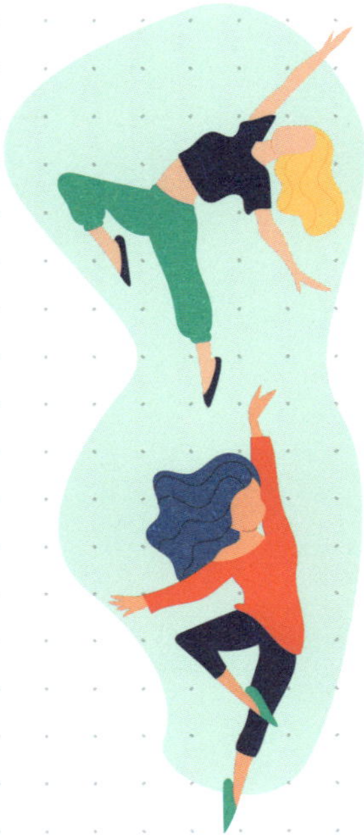

Giorno 11

“

Ogni idea
che hai di te stesso
è presa in prestito,
in prestito da persone
che non hanno
idea di chi sono.

Osho

PERCHÉ HAI DI TE STESSO L'IDEA CHE HAI?

Giorno 12

Canzone del ciclo

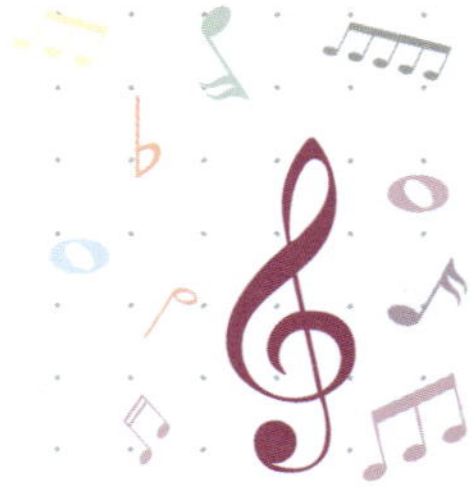

TRUE COLORS
di Cyndi Lauper

Giorno 13

Viloma pranayama (che trovi al giorno 13 del ciclo 10), ma questa volta inspira senza interruzioni e dividi l'espirazione in tre parti.

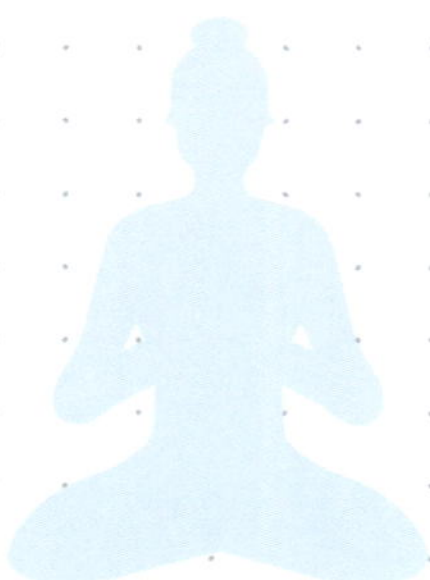

Pranayama

Tempo dedicato a me

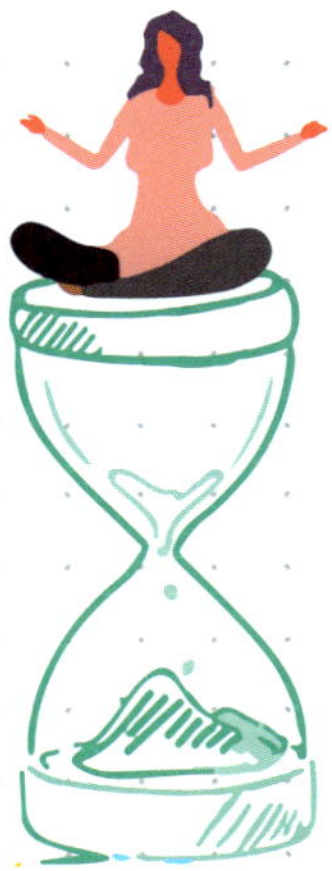

"Le mie note"

Ardha bhekasana

La mezza rana è un allungamento intenso per i quadricipiti.

COME ENTRARE NELLA POSIZIONE

Inizia a pancia in giù. Solleva la parte anteriore del corpo appoggiando a terra il gomito e l'avambraccio destro; il gomito si trova sotto la spalla. Piega la gamba sinistra e allunga la mano sinistra all'indietro per afferrare la parte alta del piede. Premi il piede per avvicinarlo al gluteo sinistro, anche fino a toccarlo. Se hai la flessibilità, ruota le mani in modo che le dita siano rivolte in avanti e il gomito verso l'alto. Mentre premi verso il basso, solleva ancora di più il petto.

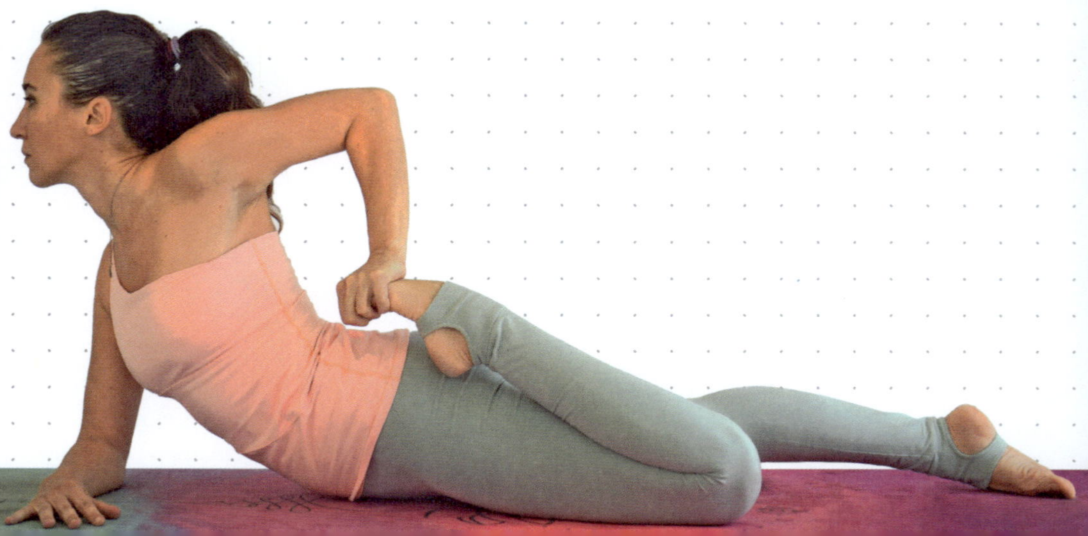

Sequenza della settimana

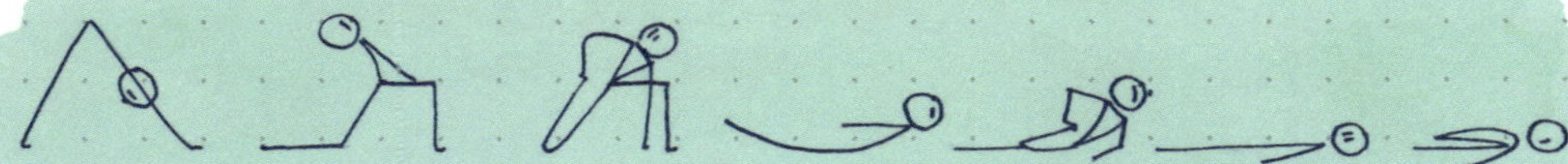

Giorno 17

Colorami!

Giorno 18

"

Niente è buono
o cattivo in sé,
ma nel nostro pensiero.

William Shakespeare

LE COSE SONO COME SONO. È IL MODO IN CUI LE VEDIAMO CHE LE METTE NELLE CATEGORIE BUONE E CATTIVE.

Giorno 19

Libro consigliato

SIGNORI BAMBINI
di Daniel Pennac

Giorno 20

Meditazione del ciclo

Medita sul cambiamento delle cose. Niente è statico e immobile. Tutto cambia, anche tu cambi... o per meglio dire, il tuo corpo cambia, i tuoi pensieri cambiano. Il tuo vero sé, invece, è eterno.

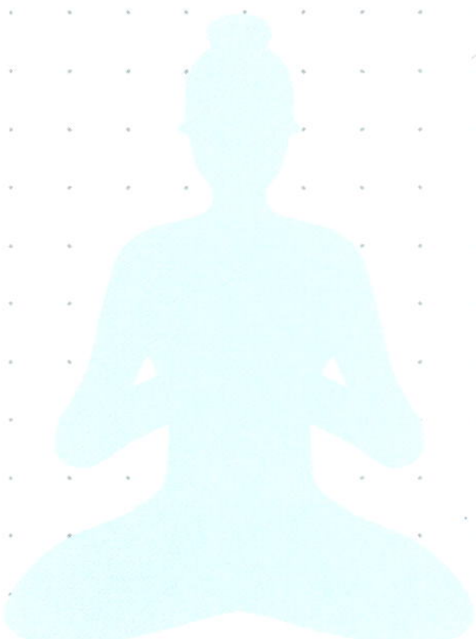

Giorno 21

Tempo dedicato a me

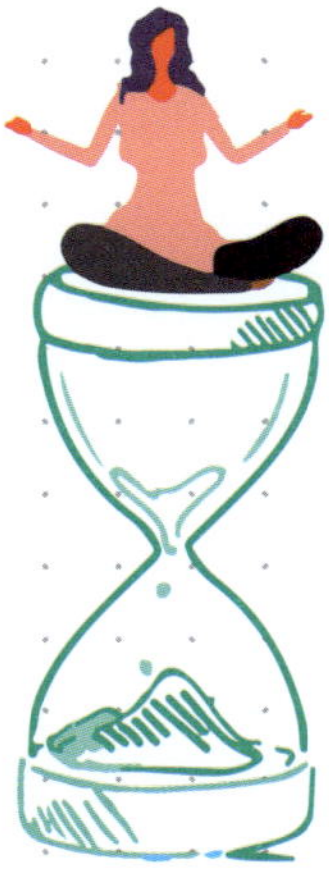

"Le mie note"

Padma sarvangasana

La posizione del loto sulle spalle è un'interessante variante del loto, perché non c'è peso sulle ginocchia.

COME ENTRARE NELLA POSIZIONE

Per entrare nella posizione sdraiati sul dorso. Solleva le gambe portandole leggermente oltre la testa. Solleva i fianchi da terra, porta le mani sotto i fianchi tenendo i gomiti appoggiati sul pavimento alla larghezza delle spalle, quindi porta il peso sulle spalle tenendo il sedere e le gambe perpendicolari in alto. Da qui piega una gamba alla volta in loto.
Se per farlo hai bisogno di aiutarti con una mano, fai attenzione a mantenere l'equilibrio quando sei appoggiato su una sola mano.
Un'altra possibilità è quella di abbassare le gambe oltre la testa in *halasana* (aratro), piegarle in loto con l'aiuto delle mani e risollevarle in alto.

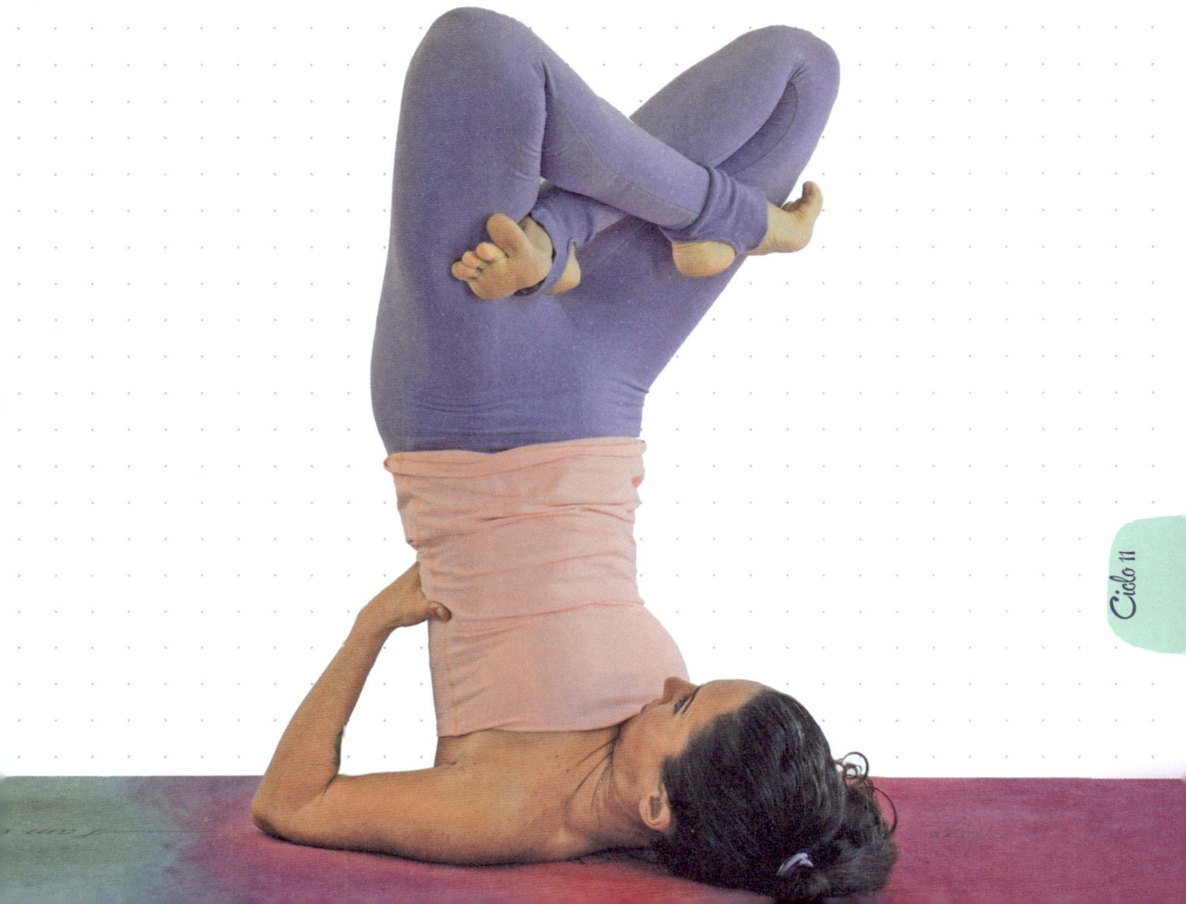

Giorno 23

Sequenza della settimana

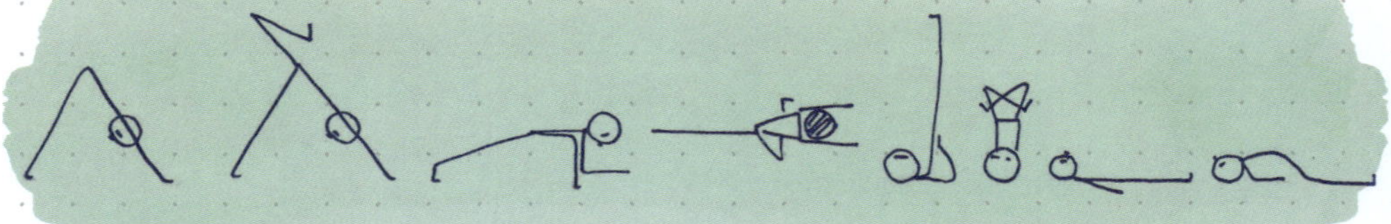

Giorno 24

Sorridi!

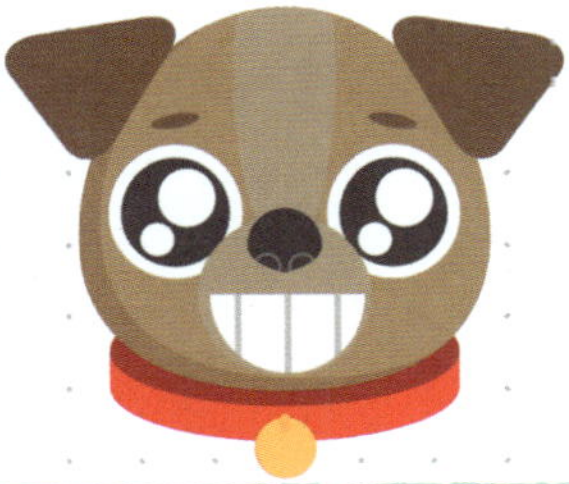

Giorno 25

"

I grandi spiriti
hanno sempre
incontrato
violenta opposizione
da parte
delle menti mediocri.

Albert Einstein

PER LA MAGGIOR PARTE DELLE PERSONE È PIÙ FACILE CRITICARE QUALCUNO CHE LA PENSA IN MODO DIVERSO CHE RIVALUTARE I PROPRI STANDARD.

Giorno 26

Lo sapevi che...

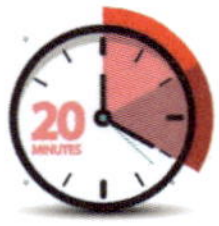

Hai la tendenza a mangiare troppo?
È un'abitudine comune a molte persone. C'è un piccolo trucco per sapere se devi prendere quella seconda porzione di cibo oppure no: aspetta 20 minuti. Perché? Perché lo stomaco impiega circa 20 minuti per comunicare al cervello se è pieno oppure no. Quindi, dopo la tua prima porzione, fai una breve pausa per permettere al tuo cervello di ricevere il messaggio dallo stomaco.

Giorno 27

Viloma pranayama (che trovi al giorno 13 del ciclo 10), ma questa volta inspira senza interruzioni e dividi l'espirazione in tre parti.

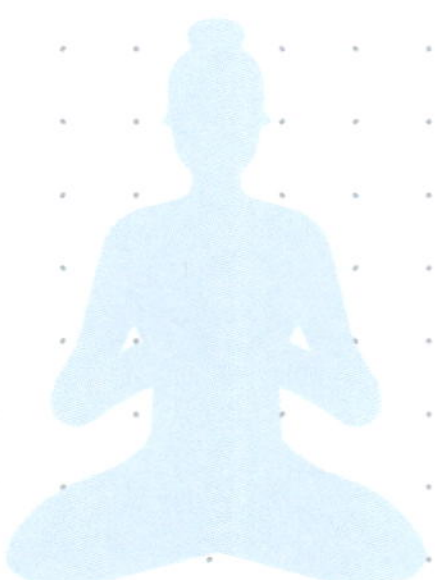

Pranayama

Tempo dedicato a me

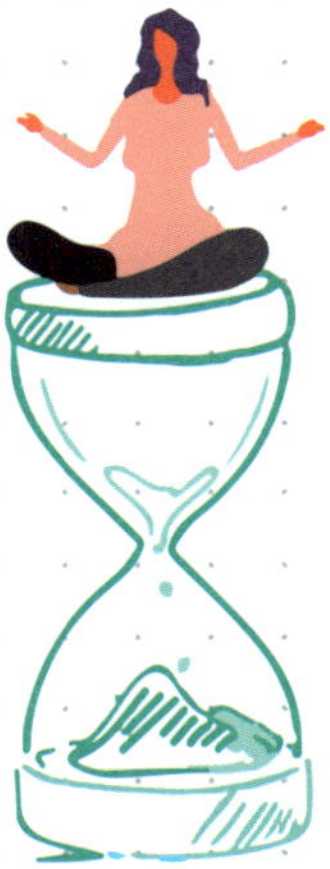

"Le mie note"

Ciclo 12

Karma

buone azioni

Chi la fa l'aspetti. Lo yoga crede fortemente in questo principio. Fare del bene è importante per gli yogi. Se no... beh, non vogliono nemmeno pensarci.

Il *karma* non è qualcosa di istantaneo. Se fai qualcosa di buono oggi non significa che ne sarai subito ricompensato. Lo stesso vale se fai del male. A volte pensiamo che le persone intorno a noi la passino liscia anche dopo avere commesso molte brutte azioni, ma lo sappiamo davvero? Siamo sempre con loro per vederlo? E possiamo vedere cosa succede loro nel lungo periodo? E, ultimo ma non meno importante, siamo in grado di giudicare ciò che è bene o male per loro?

Ma poi, perché preoccuparci degli altri? Per uno yogi l'obiettivo principale è quello di condurre una vita piena di buone azioni. E, come dice il Mahatma Gandhi: «Sii il cambiamento che vuoi vedere nel mondo».

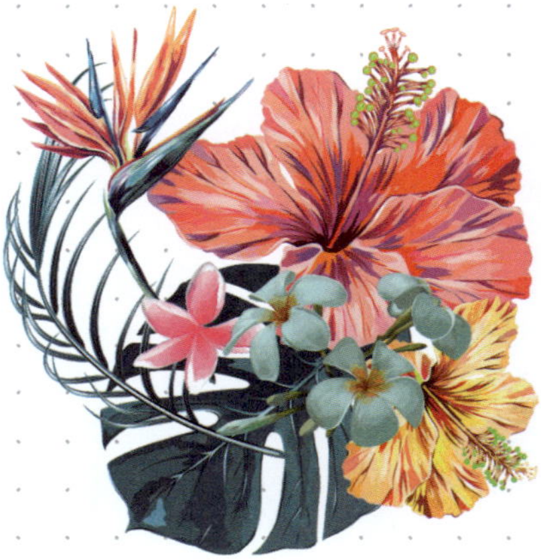

Naginyasana

Posizione del ciclo 12

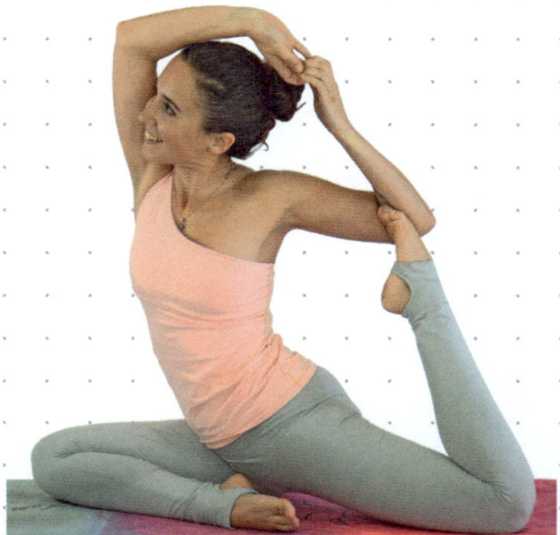

Giorni di pratica

Viviamo in un mondo strano, in cui le cose normali come la gentilezza, la cordialità e l'educazione sono diventate qualcosa di straordinario. Quindi, scegliamo una posizione di yoga straordinaria: la sirena. È una variante più accessibile del piccione reale.

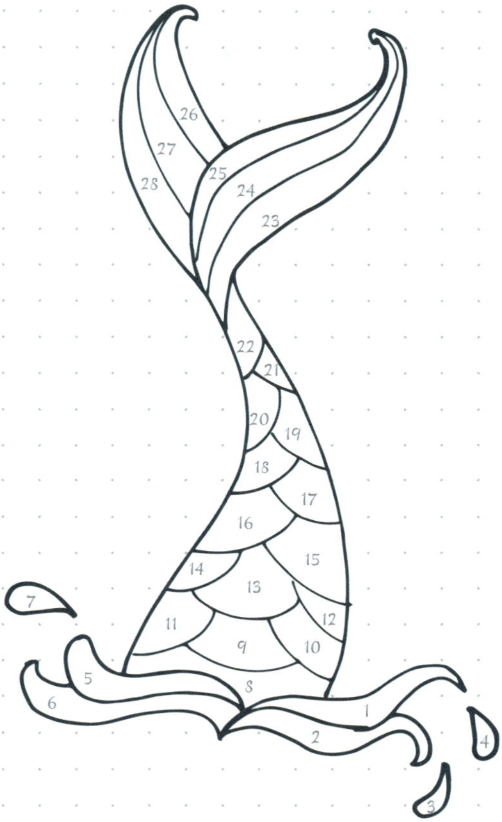

COME ENTRARE NELLA POSIZIONE

Inizia dal cane a testa in giù. Fai un passo per portare avanti la gamba destra, in modo che la parte inferiore della gamba sia parallela al lato anteriore del tappetino. Abbassa a terra il ginocchio sinistro. Stendi il piede sinistro e fai scendere il bacino. Per il momento rimani in appoggio sulle mani. Fai scivolare leggermente il piede destro verso l'inguine. Afferra il piede sinistro con la mano sinistra. Lascialo scivolare verso l'interno del gomito sinistro. Trova l'equilibrio in questa posizione premendo le gambe l'una verso l'altra. Togli la mano destra dal pavimento. Piega il braccio destro e porta la mano dietro la testa allungandola per afferrare le dita della mano sinistra.

"Le mie note"

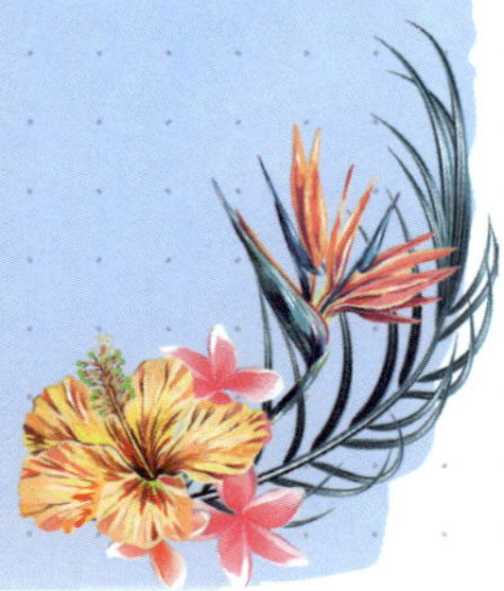

Urdhva mukha svanasana

Il cane a testa in su è una posizione intensa che favorisce l'apertura nella zona del cuore e allo stesso tempo rinforza.

COME ENTRARE NELLA POSIZIONE

Dalla posizione della panca piega i gomiti finché la parte superiore delle braccia è parallela al pavimento e ti trovi in *chaturanga dandasana* (panca bassa). Assicurati che il tronco non sia più basso rispetto alla parte superiore delle braccia. Rotola sulle dita dei piedi o rivoltale e porta il busto verso l'alto, aprendo il petto, che dovrebbe arrivare a trovarsi fra le braccia. Premi le spalle in basso per salire verso l'alto e tieni le gambe staccate da terra, appoggiati solo sulle punte dei piedi. Guarda avanti o leggermente in alto. Non portare la testa all'indietro contro il collo per evitare problemi in questa zona.

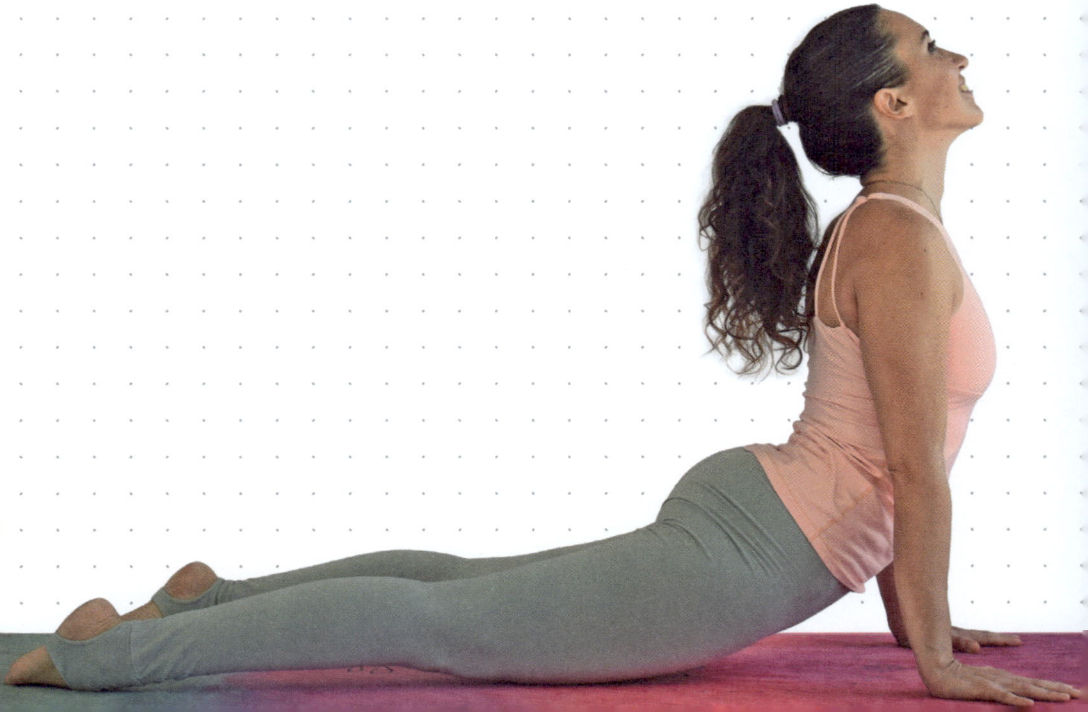

Sequenza della settimana

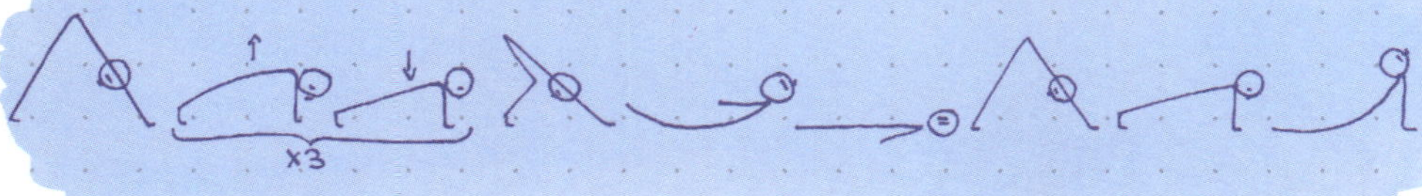

Giorno 3

Colorami!

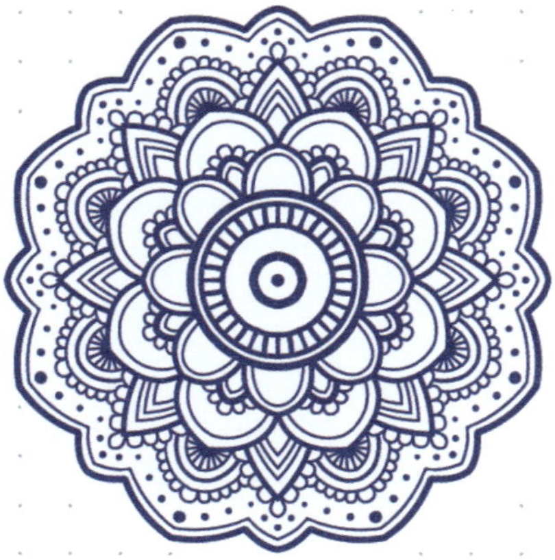

Giorno 4

“

Fai la tua
piccola parte di bene
dove ti trovi;
sono queste piccole parti
di bene messe insieme
che riempiono il mondo.

Desmond Tutu

QUAL È STATO L'ULTIMO PICCOLO GESTO SIGNIFICATIVO CHE HAI FATTO PER QUALCUN ALTRO?

Giorno 5

Serata cinema

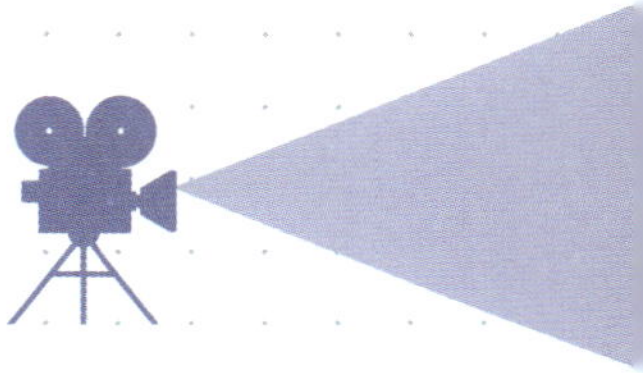

RICOMINCIO DA CAPO
diretto da Harold Ramis

Giorno 6

Meditazione del ciclo

Pianta un nuovo seme. Crea un pensiero positivo: può riguardare te o un'altra persona. Siedi in meditazione e concentrati sul respiro. Quando ti sei liberato dai pensieri e la tua mente è calma, richiama il pensiero positivo, visualizzalo come se fosse un seme e piantalo nel tuo cuore.

Giorno 7

Tempo dedicato a me

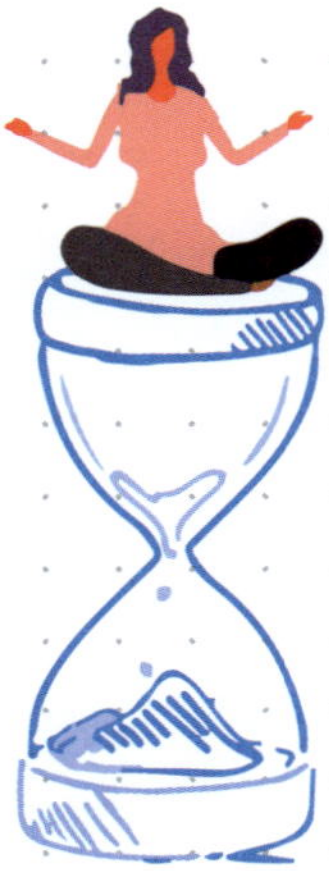

"Le mie note"

Gomukhasana

La posizione del muso di vacca favorisce l'apertura delle anche e delle spalle.

COME ENTRARE NELLA POSIZIONE

Inizia in *dandasana*. Piega le gambe e appoggia le piante dei piedi a terra. Con la mano destra afferra la caviglia sinistra e porta il tallone accanto al gluteo destro. Con la mano sinistra incrocia la gamba destra sulla sinistra e porta il tallone destro accanto al gluteo sinistro. Le ginocchia dovrebbero essere sovrapposte. Se hai la flessibilità, solleva il bacino e siediti sui talloni. Solleva in alto il braccio sinistro, piegalo al gomito e posiziona la mano sinistra fra le scapole. La mano punta verso il basso. Piega il braccio destro e porta la mano destra sulla schiena. Le dita sono rivolte verso l'alto. Cerca di afferrare la mano sinistra con la destra e di tenere la schiena ben dritta.
Se non riesci ad afferrare le mani, usa una cintura o una cinghia.

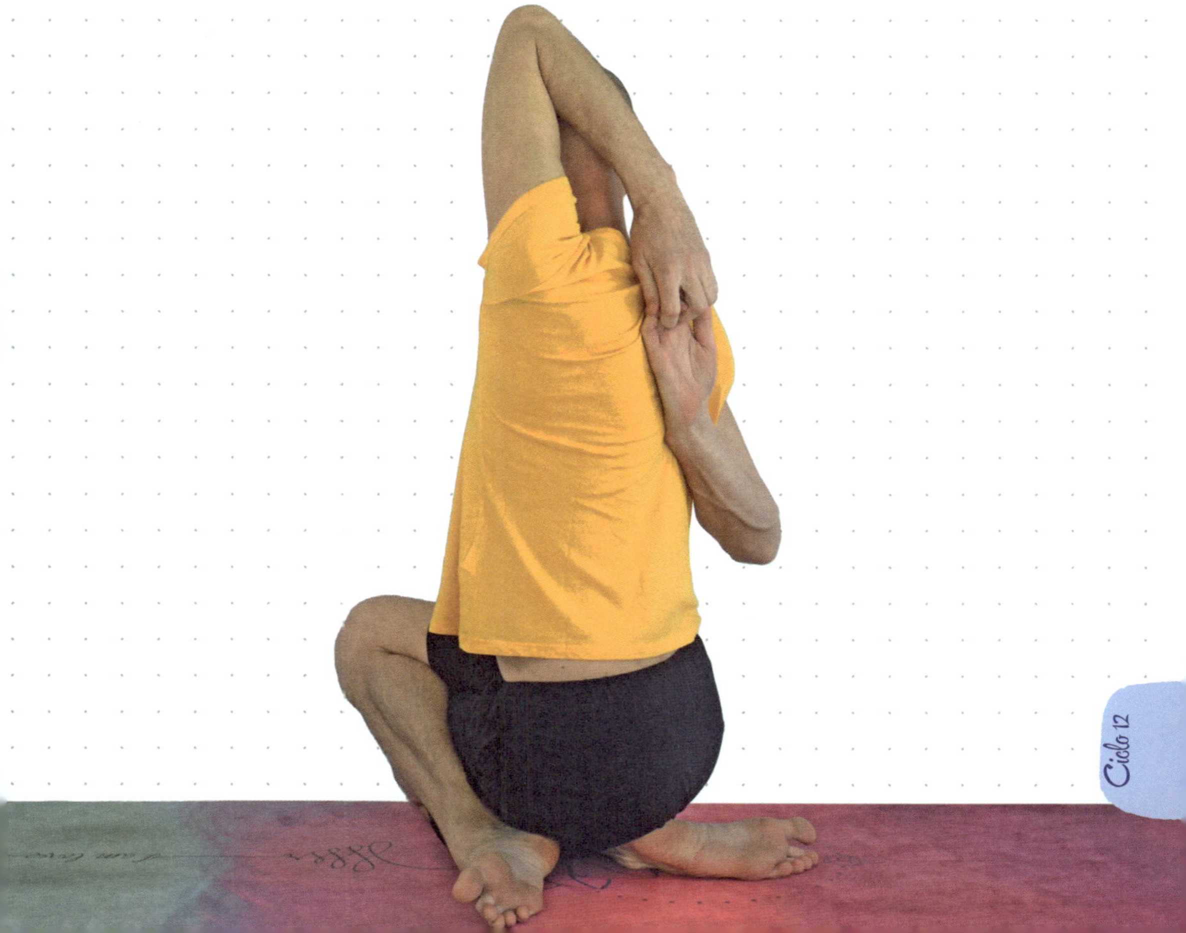

Giorno 9

Sequenza della settimana

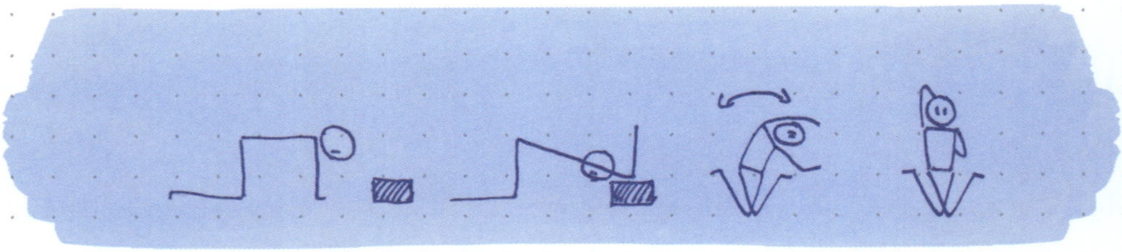

Giorno 10

Danza!

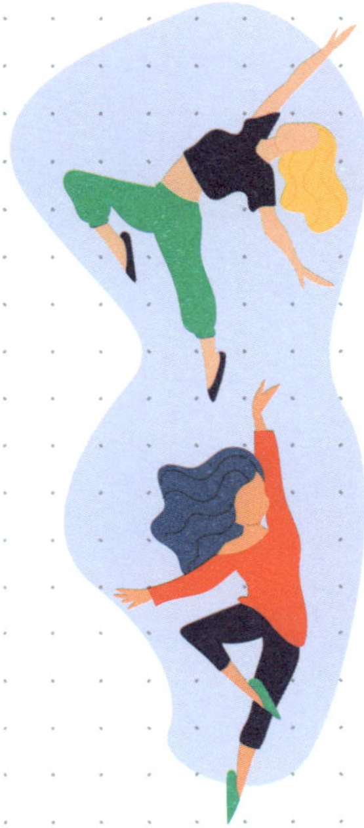

Giorno 11

"

L'amore è la meta,
la vita è il viaggio.

Osho

HAI IL CORAGGIO DI VIVERE UNA VITA PIENA DI AMORE?

Giorno 12

Canzone del ciclo

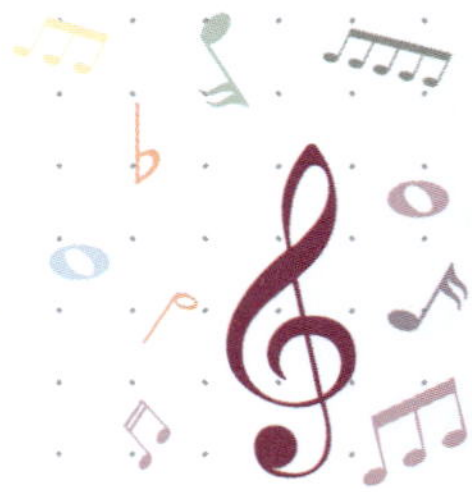

SCARE AWAY THE DARK
di Passenger

Giorno 13

Sdraiati a terra con un supporto sotto la parte superiore della schiena in modo da sollevare il petto. Appoggia una mano sull'ombelico e una sul petto. Esegui la respirazione yogica: inspira espandendo inizialmente l'addome, quindi il petto fino ad arrivare alle clavicole, poi espira completamente.

Pranayama

Giorno 14

Tempo dedicato a me

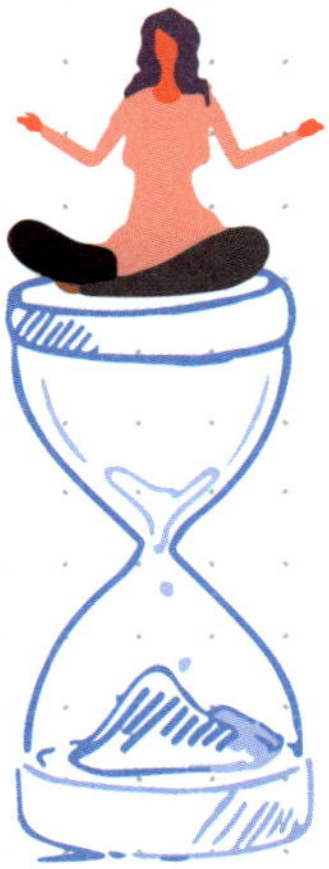

"Le mie note"

Eka pada setu bandha sarvangasana

Il ponte su una gamba può essere eseguito in modo dinamico abbassando e sollevando il bacino, oppure in modo statico tenendo la posizione.

COME ENTRARE NELLA POSIZIONE

Sdraiati sul dorso, stendi le braccia lungo il corpo e appoggia i piedi vicino ai glutei. Dovresti essere più o meno in grado di sfiorare i talloni con le dita. Solleva in alto il bacino. Premi forte con il piede sinistro sul pavimento e solleva la gamba destra in alto. Tieni la posizione oppure esegui dei sollevamenti portando il bacino a terra e rialzandolo ripetutamente.

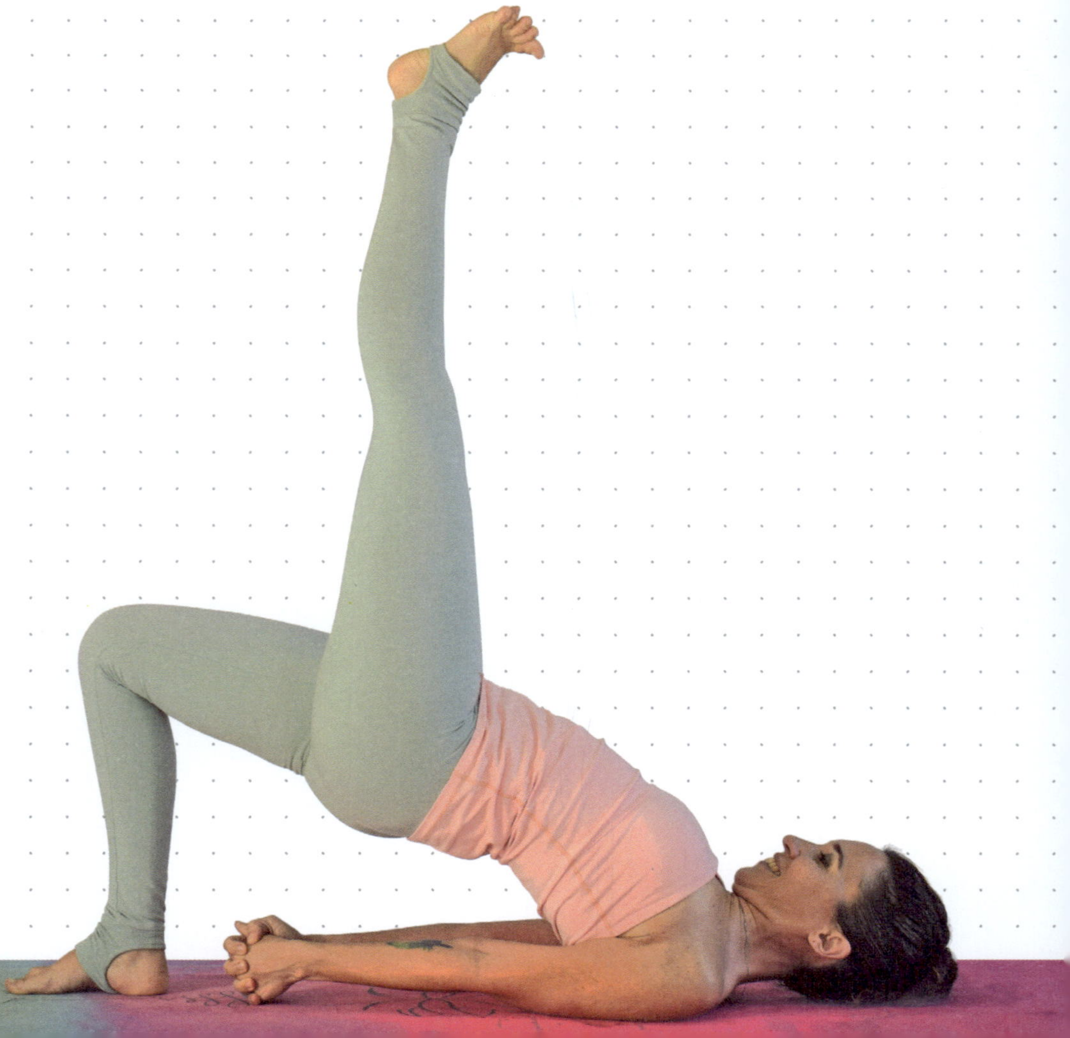

Sequenza della settimana

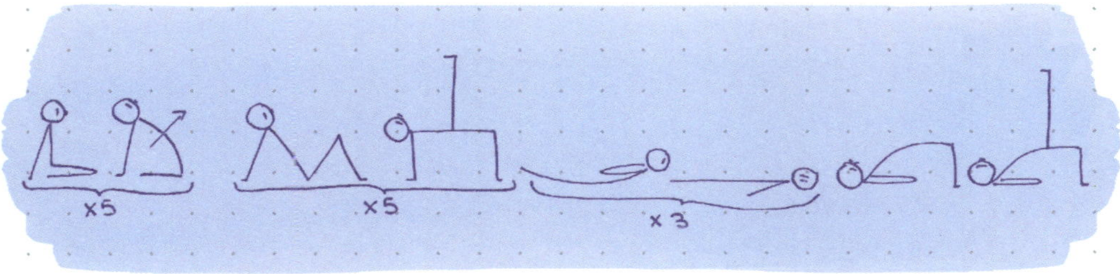

Giorno 17

Colorami!

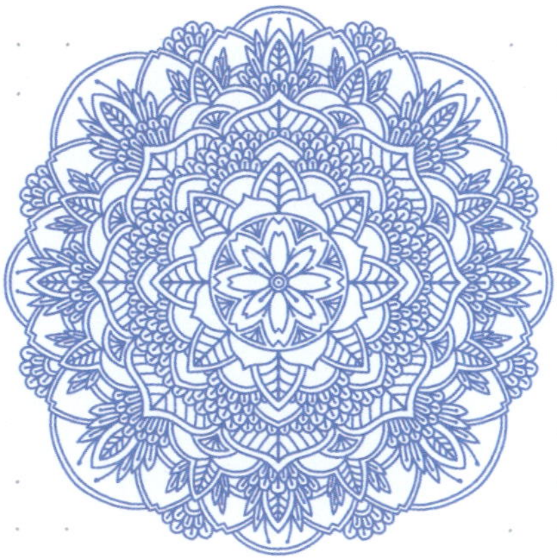

Giorno 18

“

Come le persone
ti trattano
è il loro karma,
come tu reagisci è il tuo.

Wayne Dyer

CHI COMANDA LE TUE EMOZIONI, TU O GLI ALTRI?

Giorno 19

Libro consigliato

HOW YOGA WORKS

di Geshe Michael Roach;

UN ROMANZO SULL'AZIONE DEL KARMA.

Giorno 20

Meditazione del ciclo

Pianta un nuovo seme. Crea un pensiero positivo: può riguardare te o un'altra persona. Siedi in meditazione e concentrati sul respiro. Quando ti sei liberato dai pensieri e la tua mente è calma, richiama il pensiero positivo, visualizzalo come se fosse un seme e piantalo nel tuo cuore.

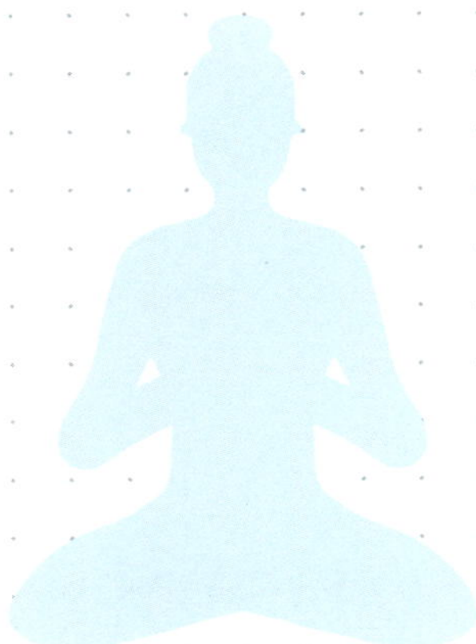

Giorno 21

Tempo dedicato a me

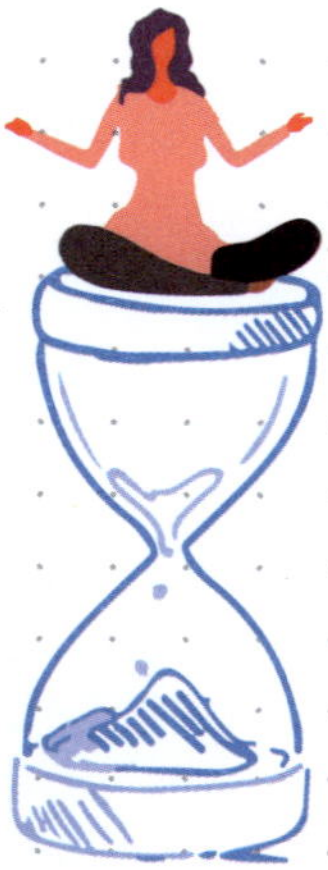

"Le mie note"

Ardha chandra chapasana

La posizione della canna da zucchero aggiunge una flessione indietro e un allungamento di quadricipite e ileopsoas ad *ardha chandrasana*, la posizione della mezza luna (giorno 8 ciclo 7).

COME ENTRARE NELLA POSIZIONE

Puoi entrarvi dal guerriero II (giorno 1 ciclo 10). Se hai la gamba destra davanti, appoggia la mano sinistra sul fianco. Piegati in avanti oltre la gamba destra appoggiando la mano destra a terra. Solleva la gamba sinistra in alto, aprendo il fianco e la spalla sinistri. Trova l'equilibrio. Piega la gamba sinistra e allunga la mano sinistra per afferrare il piede sinistro. Tira la coscia all'indietro, mentre apri il petto.

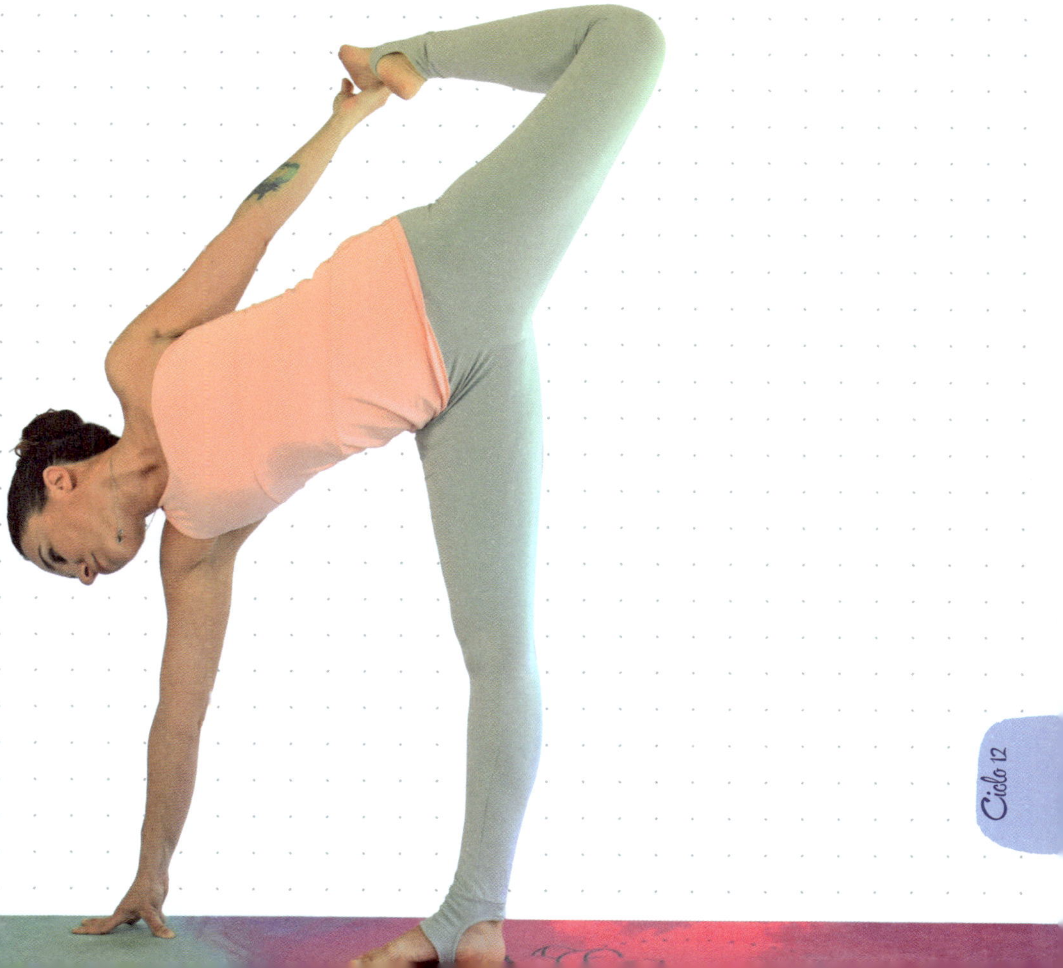

Giorno 23

Sequenza della settimana

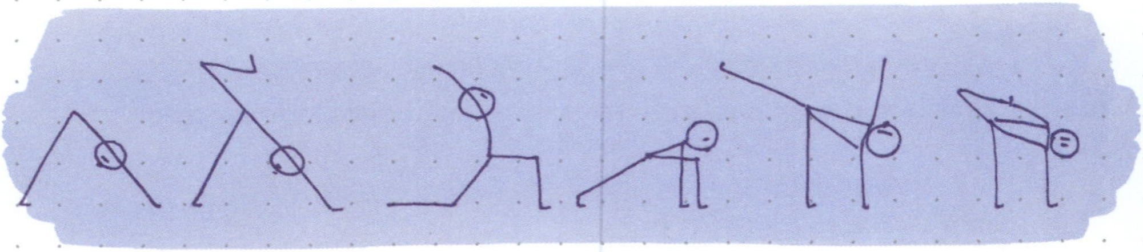

Giorno 24

Sorridi!

Giorno 25

“

Non possiamo compiacere tutti, ma possiamo essere una benedizione per molti.

Mac Canoza

QUALI SEMI HAI PIANTATO OGGI?

Giorno 26

Snack consigliato

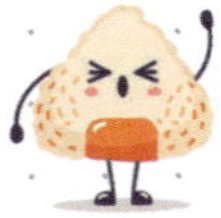

TORTINE DI RISO

Il riso può essere un ottimo snack, soprattutto quello appiccicoso (per sushi o budini). Devi solo sciacquarlo bene, bollirlo e aggiungere un po' di aceto per sushi (non sciacquarlo dopo averlo cotto). Metti della pellicola alimentare su una teglia da forno e adagiavi sopra la metà del riso. Copri con una miscela di fichi (freschi), datteri e anacardi tritati. Stendi sopra l'altra metà del riso e copri con la pellicola. Lascia raffreddare in frigorifero per una notte. Il giorno dopo lo puoi tagliare a pezzi e ricavarne delle ottime tortine di riso.

Giorno 27

Sdraiati a terra con un supporto sotto la parte superiore della schiena in modo da sollevare il petto. Appoggia una mano sull'ombelico e una sul petto. Esegui la respirazione yogica: inspira espandendo inizialmente l'addome, quindi il petto fino ad arrivare alle clavicole, poi espira completamente.

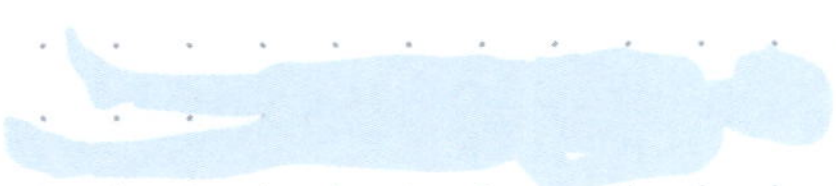

Pranayama

Tempo dedicato a me

Giorno 28

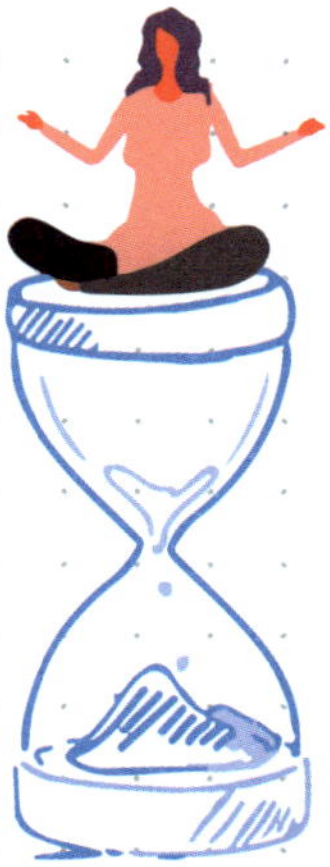

"Le mie note"

Ciclo 13

Samskara

cattive abitudini e impressioni, karma negativo

Tu sei la somma di tutte le tue azioni, gesti, emozioni e del karma che hai accumulato. Liberati da questi fardelli e troverai la felicità suprema di cui parlavano gli antichi yogi.
Sei venuto al mondo come essere puro, ma ti hanno fatto il lavaggio del cervello. A farlo sono state tutte quelle persone che nel corso del tempo ti hanno detto che sei: alto, basso, brutto, bello, buono, cattivo. E tu hai iniziato a crederci. A comportarti come dicevano. E ora la tua mente è piena di idee, conclusioni basate sulle credenze altrui. Non guardi più alla vita con la mente aperta, ma con dei pregiudizi. È per questo che è diventato difficile apprezzarne ogni momento.
Se riesci a lasciare andare quella percezione, quelle impressioni sbagliate, le vecchie emozioni e le cattive abitudini, puoi neutralizzare il karma negativo che hai accumulato lungo la tua strada attraverso la vita e troverai una felicità illimitata. L'unica cosa che devi fare è salire sul tappetino ogni giorno. La felicità sarà il risultato.

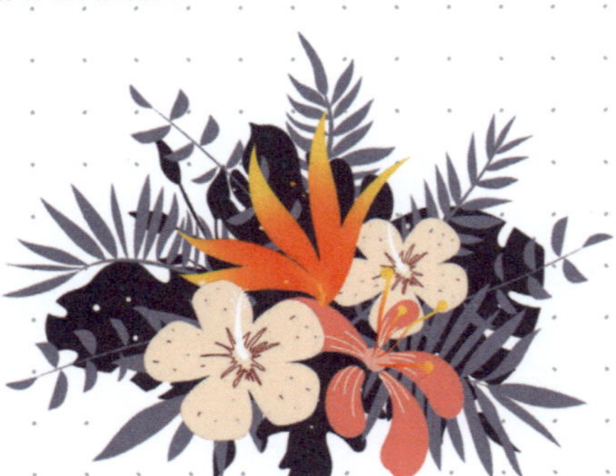

Pincha mayurasana

Posizione del ciclo 13

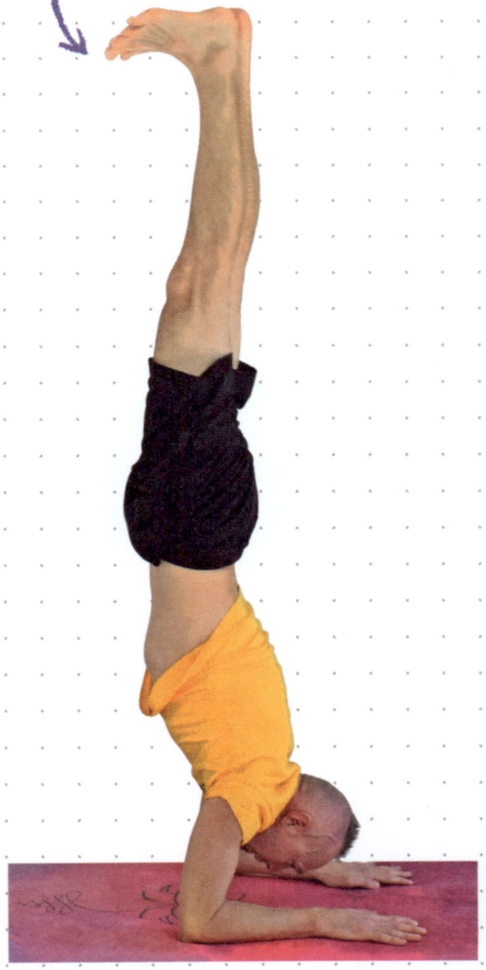

Giorni di pratica

Come yogi devi essere caparbio, perché devi trovare il tuo stile di vita personale. E quando lo fai hai bisogno di un carattere forte per continuare a seguire la tua strada, perché molte persone ti diranno che sbagli, dato che non stai facendo quello che loro pensano dovresti fare, ovvero quello che milioni di persone hanno fatto prima di te. Ma se osi scegliere la tua strada, sii orgoglioso di questo. Perché sei quell'uno su un milione che osa correre un rischio. Il rischio di trovare la verità. La tua verità. Ecco perché questo diario termina con *pincha mayurasana*, la Posizione della Piuma del Pavone, una posizione orgogliosa.

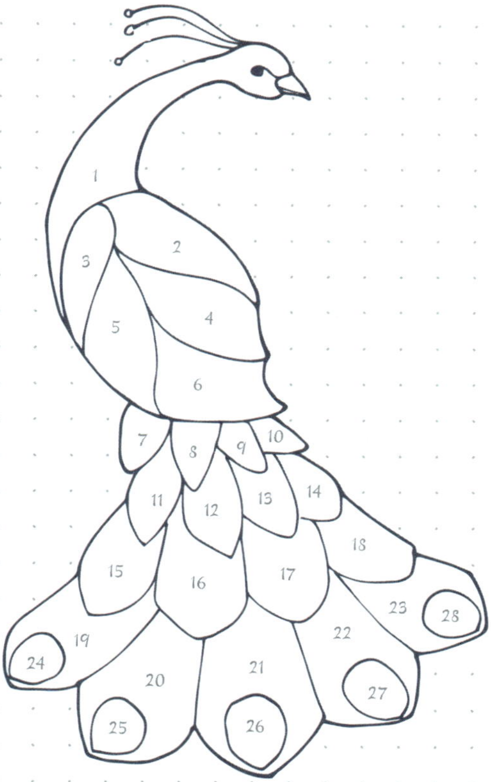

COME ENTRARE NELLA POSIZIONE

Dal cane a testa in giù porta i gomiti a terra per arrivare nel delfino. Fai dei passi avanti per avvicinare le gambe finché i muscoli posteriori delle cosce te lo permettono. Arcua leggermente le dita delle mani per mantenere l'equilibrio e solleva una gamba in alto. Attiva gli addominali e calcia in alto la seconda gamba. Stendile in alto, mentre sei in appoggio sugli avambracci.

"Le mie note"

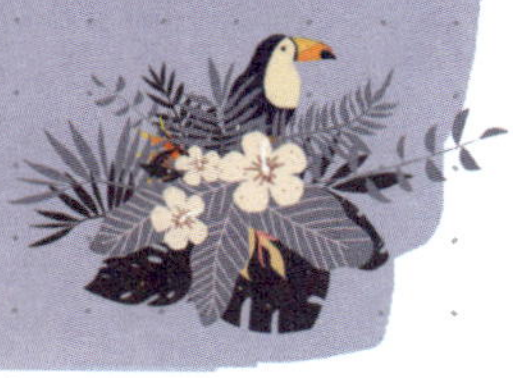

Anahatasana

La posizione di apertura del cuore è una posizione in cui puoi rimanere a lungo. È particolarmente benefica se trascorri molto tempo davanti a un computer/notebook.

COME ENTRARE NELLA POSIZIONE

Inizia a quattro zampe. Cammina in avanti con le mani e lascia scendere il petto a terra. I fianchi rimangono in alto, leggermente in avanti rispetto alle ginocchia. Nella versione finale il mento è appoggiato a terra. Se questa apertura è eccessiva, appoggia semplicemente la fronte sul tappetino.

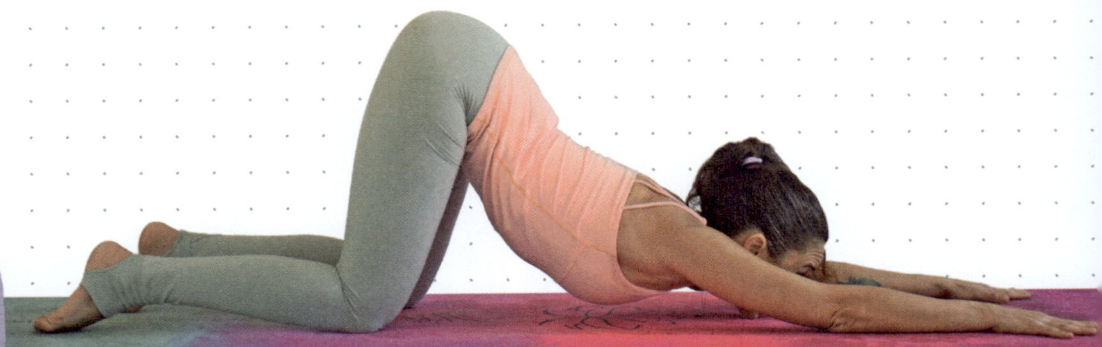

Giorno 2

Sequenza della settimana

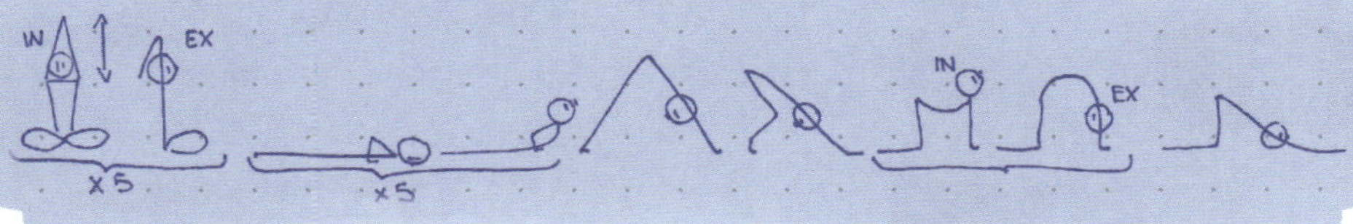

Giorno 3

Colorami!

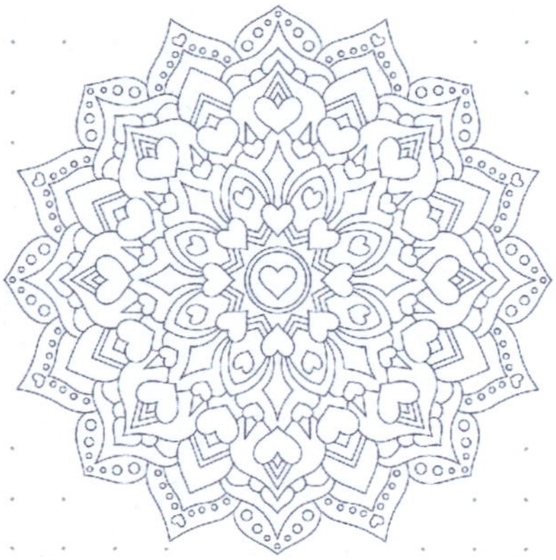

Giorno 4

“

L’atto più coraggioso
è continuare a pensare
in modo autonomo.
A voce alta.

Coco Chanel

HAI IL CORAGGIO DI ESSERE TE STESSO E LOTTARE PER QUELLO IN CUI CREDI?

Serata cinema

Giorno 5

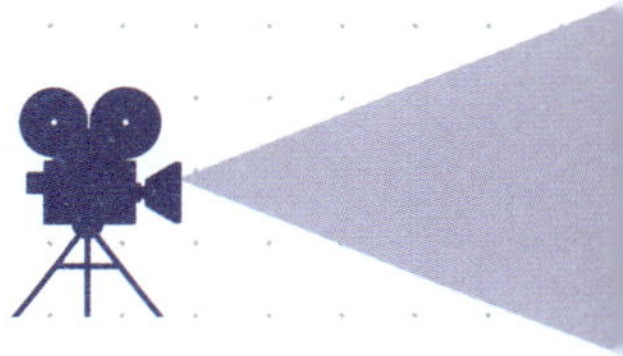

UN AMORE ALL'ALTEZZA
diretto da Laurent Tirard

Meditazione del ciclo

Giorno 6

Cos'hai fatto per tua scelta e cosa invece per abitudine? Cos'hai fatto in maniera consapevole e cosa imitando gli altri?

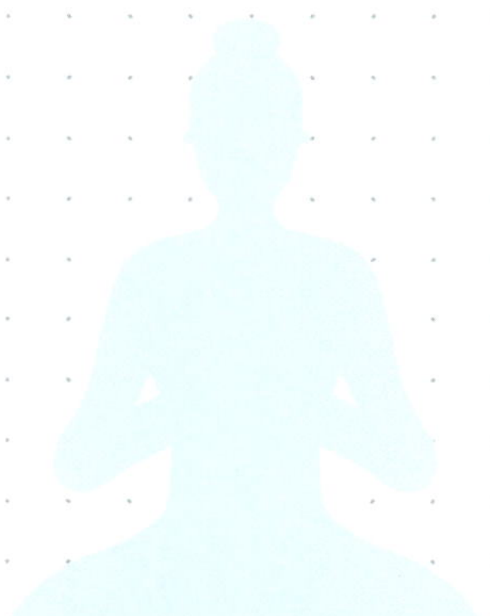

Giorno 7

Tempo dedicato a me

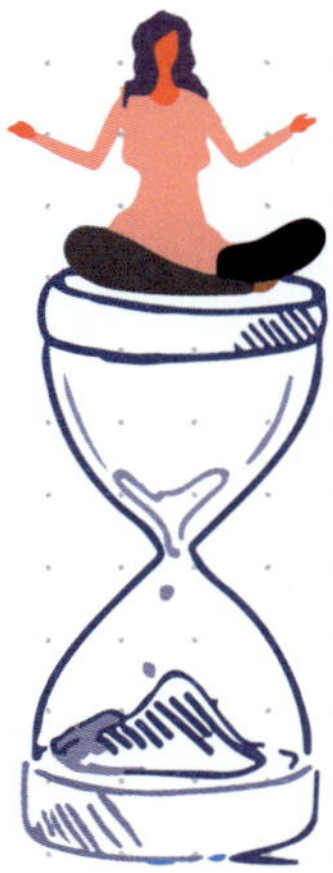

"Le mie note"

Ubhaya padangusthasana

La posizione del bastone in equilibrio aggiunge la difficoltà dell'equilibrio a *paschimottanasana*.

COME ENTRARE NELLA POSIZIONE

Da *dandasana* piega le gambe e afferra gli alluci con il pollice, indice e dito medio. Trova l'equilibrio sugli ischi e stendi le gambe in alto come per la barca. Fai attenzione a tenerle attivamente chiuse. Guarda verso le dita dei piedi.

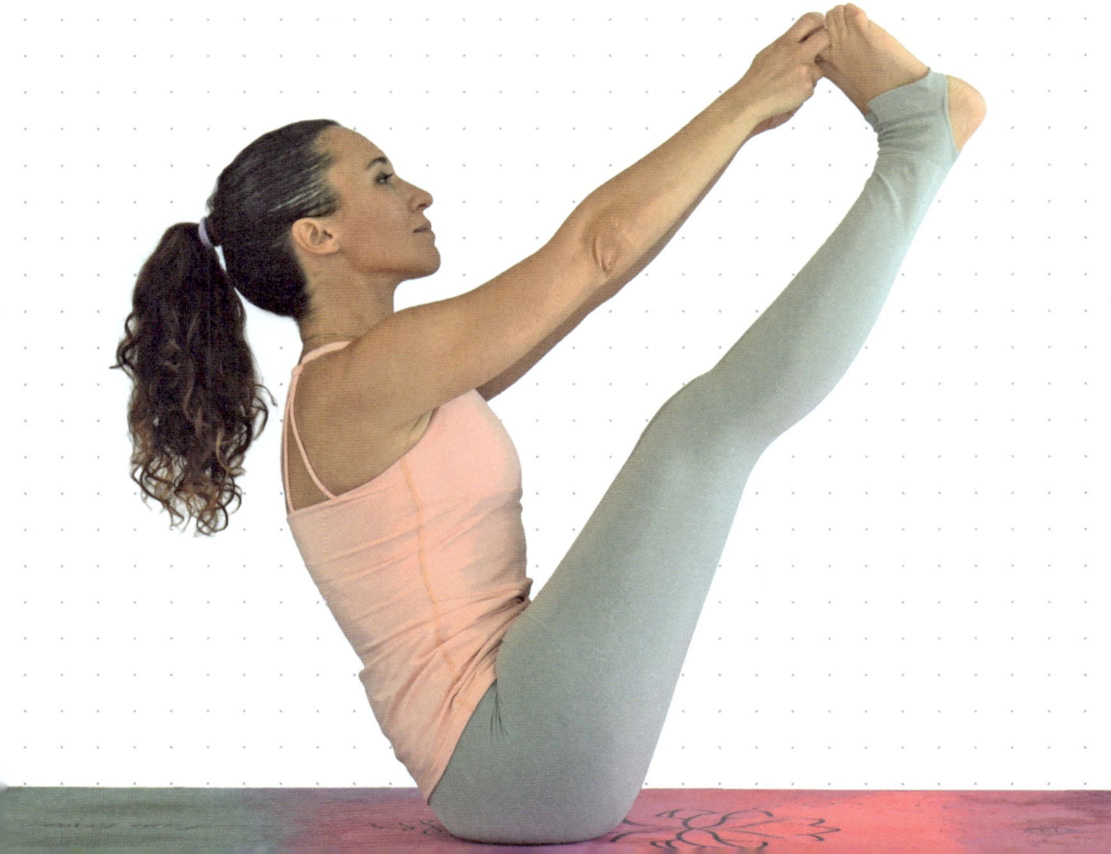

Giorno 9

Sequenza della settimana

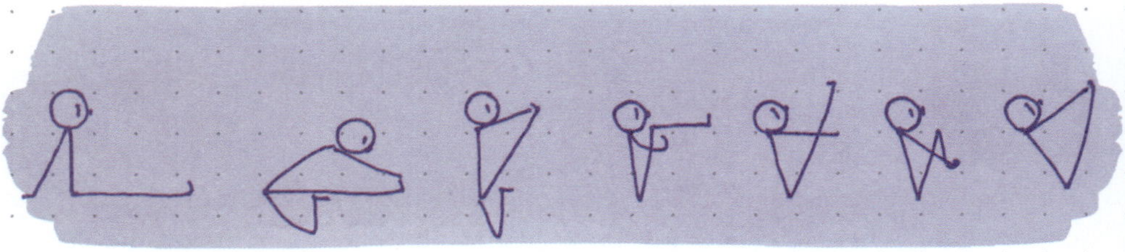

Giorno 10

Danza!

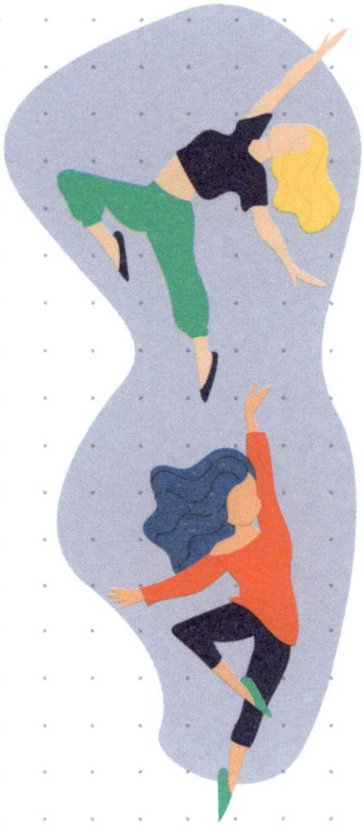

Giorno 11

“

Tutti pensano
a cambiare il mondo,
ma nessuno pensa
a cambiar se stesso.

Lev Tolstoj

CAMBIA IL MODO IN CUI GUARDI IL MONDO
E IN CUI AGISCI E IL MONDO CAMBIERÀ.

Giorno 12

Canzone del ciclo

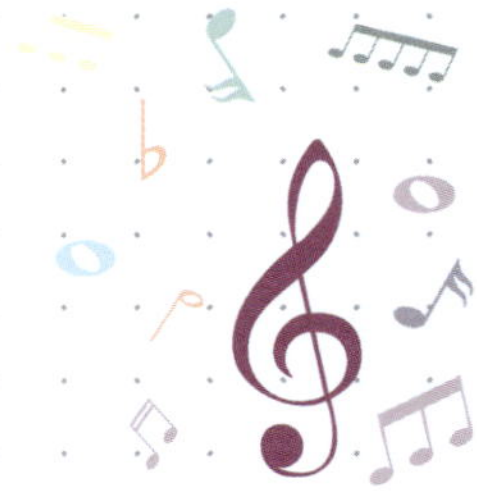

SOCIETY
di Eddie Vedder

Giorno 13

Bhastrika pranayama.
Inspira ed espira attraverso le narici. Inspira espandendo vigorosamente l'addome e forzando l'aria a entrare velocemente, espira contraendo fortemente l'addome e forzando l'aria a uscire velocemente. Esegui tre cicli da 30 a 50 respirazioni ognuno.

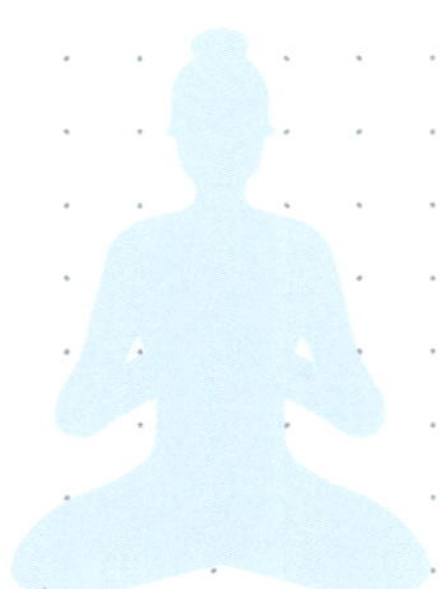

Pranayama

Tempo dedicato a me

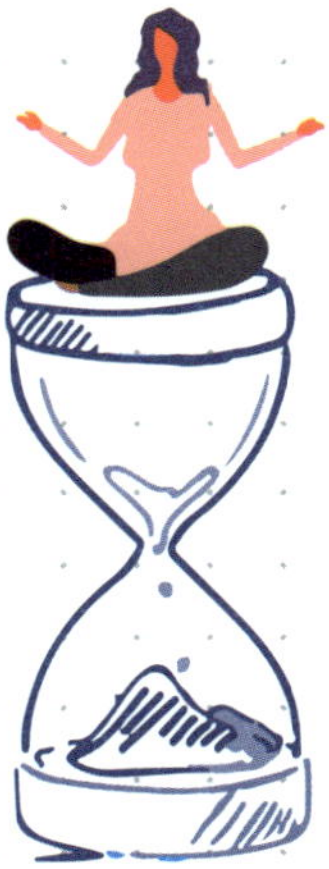

"Le mie note"

Karandavasana

La maggiore difficoltà della posizione dell'anatra è entrarvi, perché ci si arriva da *salamba sirsasana* (la posizione del ciclo 9).

COME ENTRARE NELLA POSIZIONE

Quando sei nella posizione sulla testa, porta le gambe in loto. Allarga leggermente l'intreccio delle dita e abbassa le gambe fino a portarle parallele al pavimento. Contrai forte gli addominali. Apri le mani e appoggia gli avambracci a terra, paralleli al lato lungo del tappetino. Porta il bacino leggermente oltre la testa come contrappeso mentre avvicini le gambe al petto. In maniera controllata abbassa le ginocchia sugli avambracci e solleva la testa da terra. Il trucco sta nell'attivare correttamente la parte centrale del corpo.

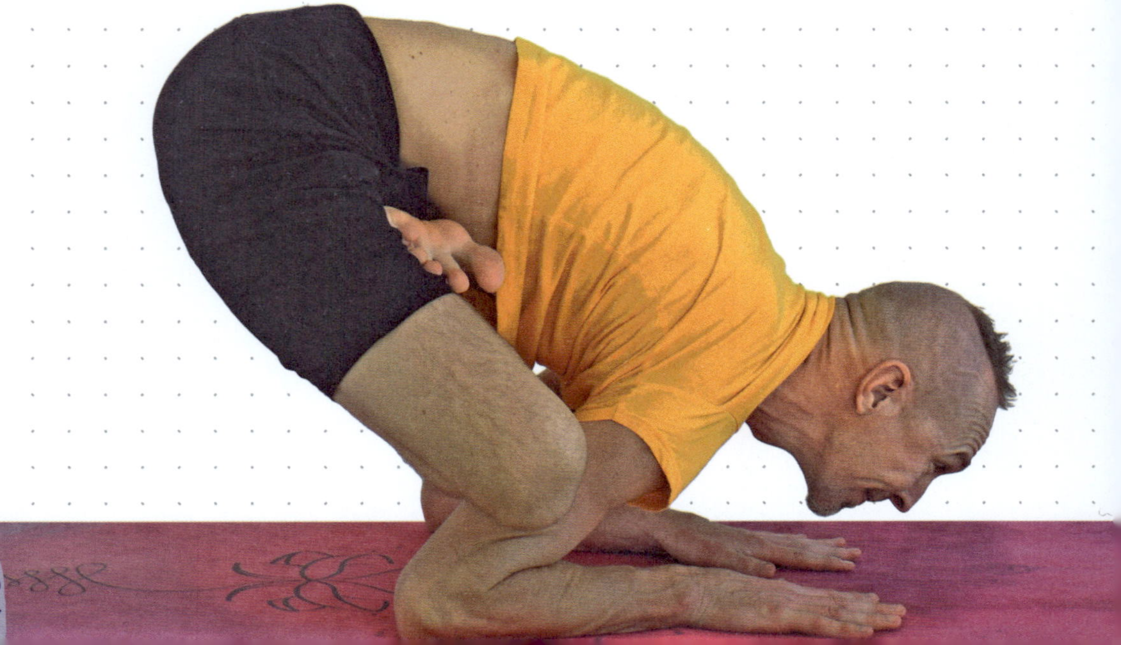

Sequenza della settimana

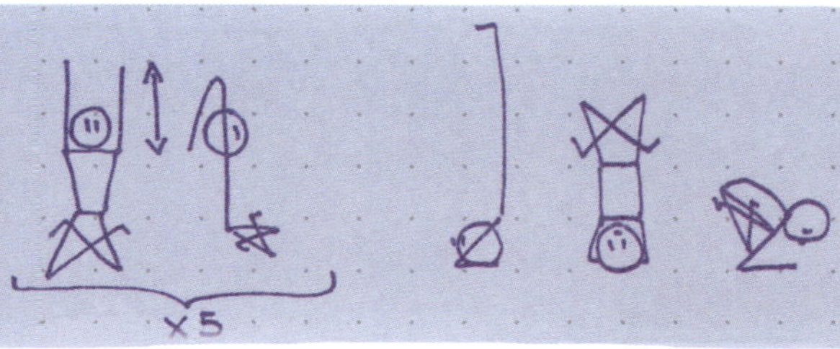

Giorno 17

Colorami!

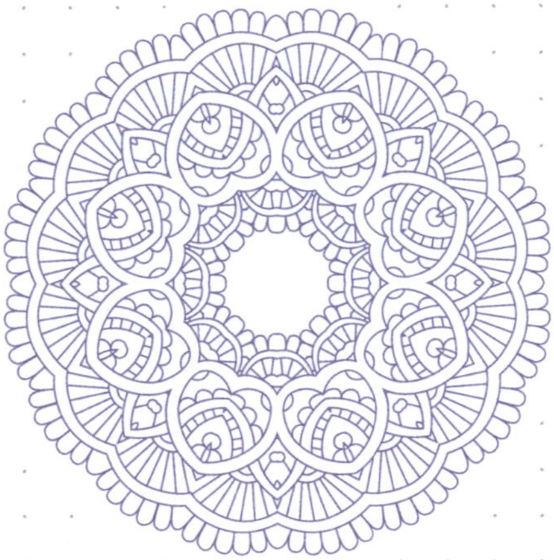

Giorno 18

"

Troverai
un significato nella vita
solo se tu lo crei.
È una canzone
da cantare.
È una danza
da danzare.

Osho

STAI SCRIVENDO TU IL COPIONE DELLA TUA VITA O LO STA SCRIVENDO QUALCUN ALTRO?

Giorno 19

Libro consigliato

FAVOLE AL TELEFONO
di Gianni Rodari

Giorno 20

Meditazione del ciclo

Cos'hai fatto per tua scelta e cosa invece per abitudine? Cos'hai fatto in maniera consapevole e cosa imitando gli altri?

Giorno 21

Tempo dedicato a me

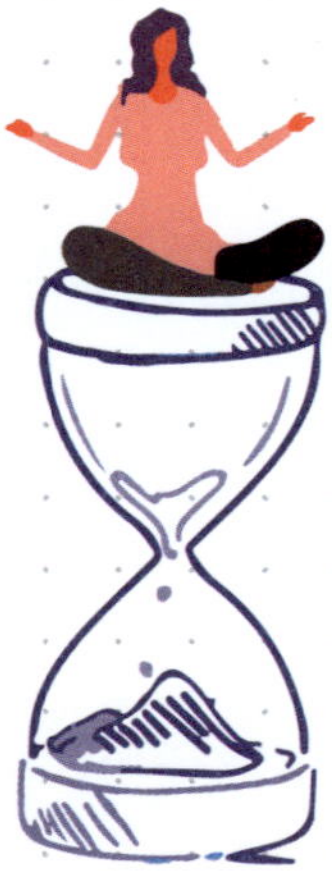

"Le mie note"

Salabhasana

VARIANTE

La locusta è una flessione indietro profonda e una posizione che rinforza il grande gluteo e la parte posteriore delle cosce.

COME ENTRARE NELLA POSIZIONE

Inizia a pancia in giù e fai scivolare le mani e gli avambracci sotto l'addome e il bacino, i mignoli si toccano. Appoggia il mento a terra. Con la forza dei glutei e della parte posteriore delle cosce solleva le gambe, tenendo il petto e la testa a terra.

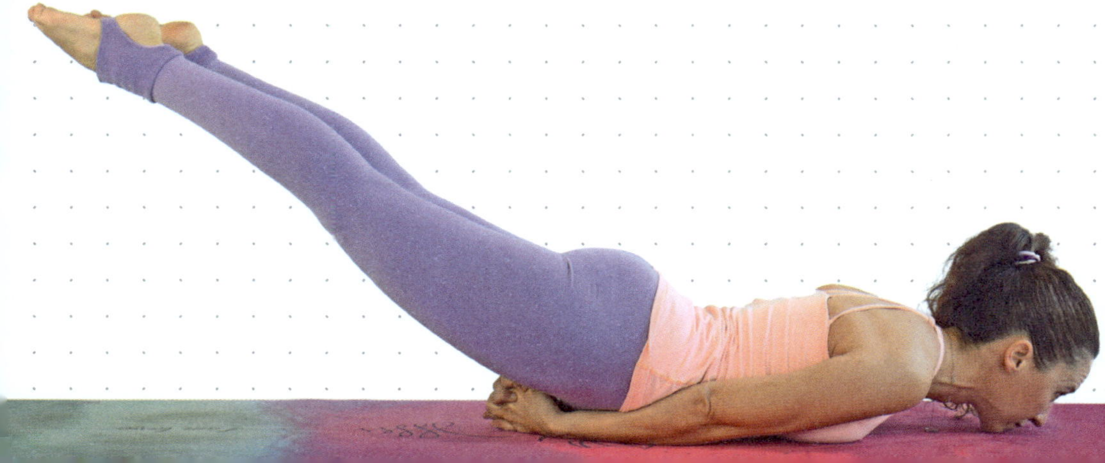

Giorno 23

Sequenza della settimana

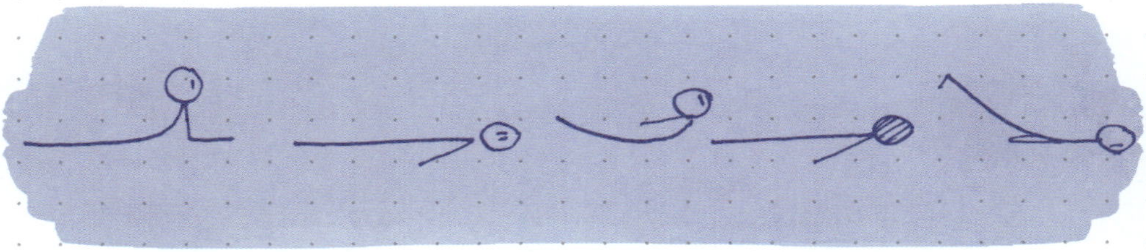

Giorno 24

Sorridi!

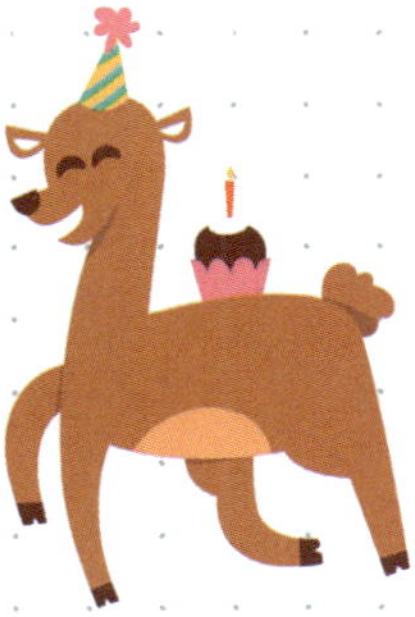

Giorno 25

“

La vita
non è aspettare
che passi la tempesta,
ma imparare
a ballare
sotto la pioggia.

Sherrilyn Kenyon

QUAND'È STATA L'ULTIMA VOLTA
CHE HAI BALLATO SOTTO LA PIOGGIA?

Giorno 26

Bevanda calda consigliata

La curcuma è uno dei segreti della cucina indiana. È ciò che rende giallo il curry. In India è usata come antinfiammatorio e digestivo. Ma i benefici che apporta alla salute sono molti di più, per esempio: abbassa il colesterolo, riduce i sintomi del raffreddore da fieno, attenua il mal di testa.
Quindi, una tazza di latte dorato di tanto in tanto non è una cattiva idea. Per prepararlo, pela dello zenzero e taglialo a piccoli pezzi. Fai bollire del latte di riso, mandorla o avena e aggiungi lo zenzero insieme a curcuma e cannella. Quando il latte bolle, abbassa il fuoco e lascia sobbollire per qualche minuto. Versa il latte in una tazza e gustati la tua deliziosa medicina.

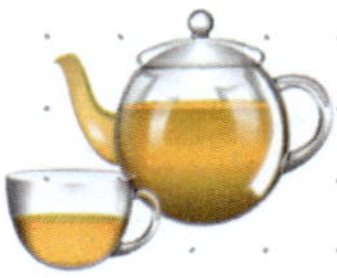

Giorno 27

Bhastrika pranayama.
Inspira ed espira attraverso le narici. Inspira espandendo vigorosamente l'addome e forzando l'aria a entrare velocemente, espira contraendo fortemente l'addome e forzando l'aria a uscire velocemente. Esegui tre cicli da 30 a 50 respirazioni ognuno.

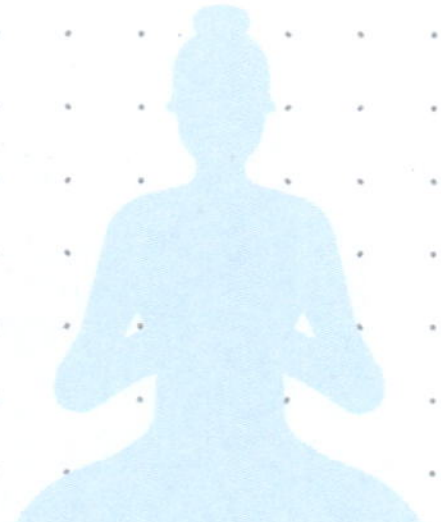

Pranayama

Tempo dedicato a me

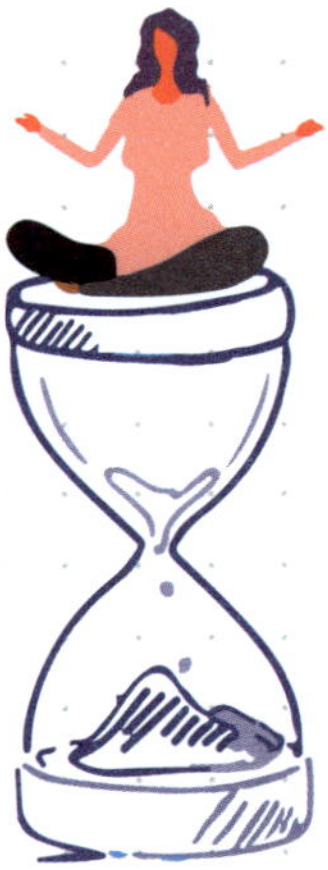

"Le mie note"

Giornata fuori dal tempo

Tredici cicli, ognuno di 28 giorni,
ti hanno guidato lungo un viaggio di 364 giorni.

Per concludere questo percorso manca solo un passo:
la giornata fuori dal tempo.

È la tua giornata!

La giornata in cui il tempo non esiste, non ci sono cose da fare
per domani, impegni, appuntamenti, programmi per il futuro.

Ci sei solo tu e il momento presente.

È il tuo momento per fermare tutto, fare quello che vuoi fare ora
o non fare niente e rilassarti sfogliando le pagine di questa agenda.

È la tua occasione per fermarti e osservare, gioire, amare.

Namasté.

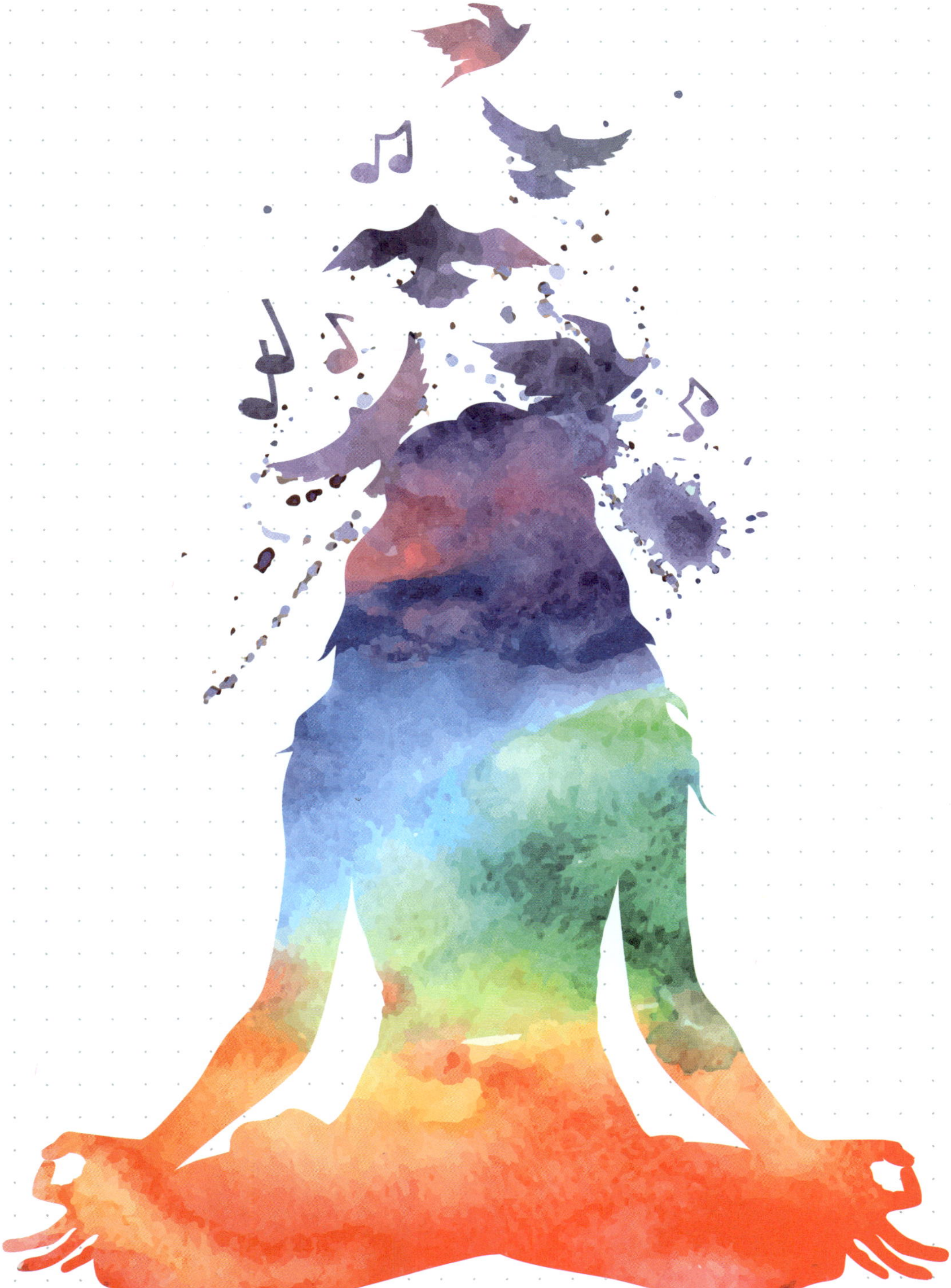

Biografia

Stress, mal di schiena, intestino irritabile, mal di testa; ci siamo passati anche noi, fino a quando non abbiamo iniziato una pratica quotidiana di Yoga. Non insieme; non ci conoscevamo allora.
Sara si trasferì dall'Italia al Messico, dove iniziò a praticare e studiare Yoga. Io ho vissuto in Olanda, anche se la mia pratica di Yoga iniziò in Nuova Zelanda.

Volevo fare un po' più di *sport*, mentre viaggiavo per il mondo. Vidi una ragazza fare Yoga in ostello e decisi di provare. Una volta tornato in Olanda continuai, perché mi aiutava con i miei problemi di schiena.

Per entrambi all'inizio lo Yoga era puramente un esercizio fisico, ma c'è qualcosa di speciale in questa disciplina. Più la si pratica, più si cambia in modo positivo e più la si vuole conoscere in profondità. Da semplice disciplina sportiva, leggendo e studiando per noi si è trasformata in uno stile di vita, nel modo in cui guardiamo al mondo che ci circonda e alle scelte che compiamo nel nostro percorso.

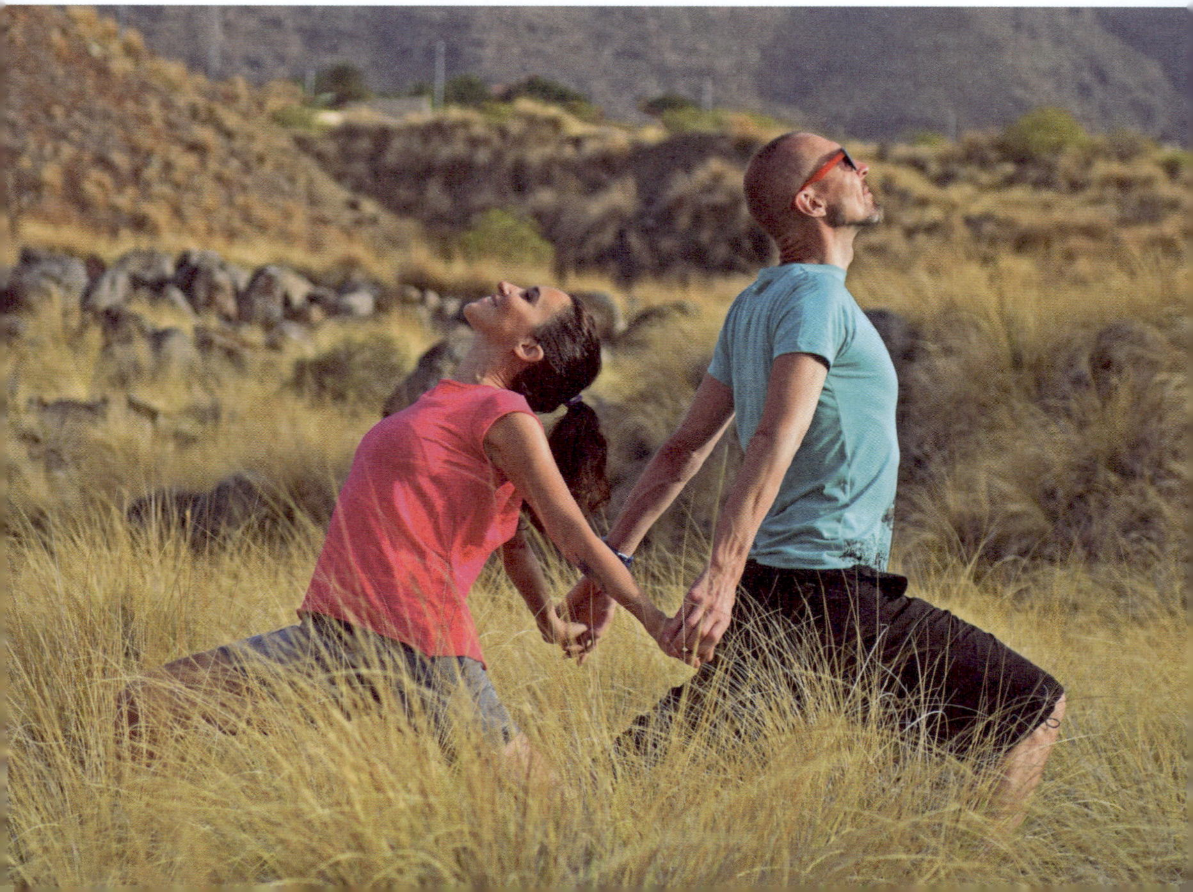

Affascinati da questa filosofia, entrambi decidemmo di andare in India, il più possibile vicino alla sorgente, e lì ci incontrammo. Al primo viaggio ne seguirono altri, con altri studi e altre esperienze. Alla ricerca delle mille sfaccettature di questa millenaria filosofia, che ci ha insegnato a guardare a noi stessi e al mondo con occhi nuovi.

Abbiamo compreso come sia di cruciale importanza riconnetterci con noi stessi, per riprendere in mano la nostra vita.
Nulla è più importante di prenderci cura di noi stessi, di trovare il tempo per guardarci dentro e fermarci ad ascoltare. Tuttavia molte persone non lo fanno, perché non hanno tempo, perché la vita è troppo stressante o semplicemente perché non è tra le loro abitudini. Da qui è nata l'idea del *Diario della Pratica*. Per aiutare a creare un'abitudine positiva e sana.

Per noi lo Yoga non è solo un'abitudine o uno stile di vita, ma è diventato la nostra vita. Negli ultimi anni abbiamo insegnato in giro per il mondo: Italia, Spagna, Olanda, India, Marocco, Messico, Costa Rica e Nicaragua. Abbiamo anche insegnato online con il nostro progetto "La Scimmia Yoga" (www.lascimmiayoga.com), per far si che tutti possano praticare Yoga anche se non hanno una scuola sotto casa.
Sara ha iniziato questo progetto nel 2012, quando ancora lavorava come designer. Negli anni il progetto e la comunità che lo segue sono cresciuti, aiutando più di 100.000 persone ad intraprendere il loro percorso nello Yoga con i corsi e i video del canale *YouTube* www.youtube.com/lascimmiayoga.

Io continuo il mio lavoro come giornalista, ma ora scrivo solo di yoga e solo part-time. In passato ho preso del tempo per studiare anatomia, filosofia, massaggio terapeutico e Thai Yoga massage, e nelle mie lezioni di yoga porto i punti di incontro tra la scienza occidentale e la filosofia dello yoga.

Abbiamo insegnato in workshop, ritiri, corsi di formazione e festival. Proprio a uno di questi festival, *Vivi Benessere*, siamo stati invitati da *Macro*. Questo è stato l'inizio di un'amicizia e di una collaborazione. Ogni anno torniamo nel loro meraviglioso centro a Cesena, *Le Vie del Dharma* (www.leviedeldharma.it), per insegnare seminari di yoga.
Questo *Diario della Pratica* è la prima tangibile prova di questa amicizia e stiamo già lavorando al prossimo progetto assieme: un libro sulla filosofia dello yoga, per vivere la pratica nel quotidiano.

Siamo sempre molto impegnati ad insegnare, scrivere e studiare, perché si rimane sempre studenti. Non c'è un giorno però che passi senza la nostra pratica, la nostra *Sadhana* e speriamo che vi uniate a noi.

John e Sara

"I miei appunti"

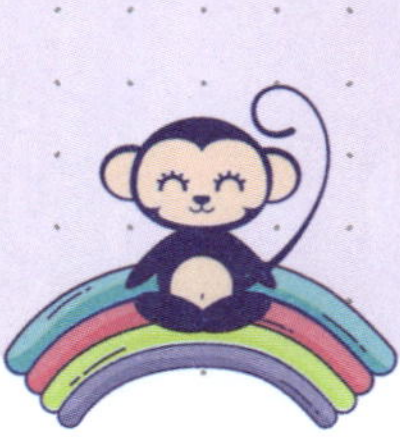

"I miei appunti"

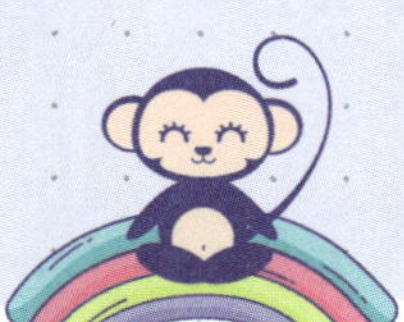

"I miei appunti"

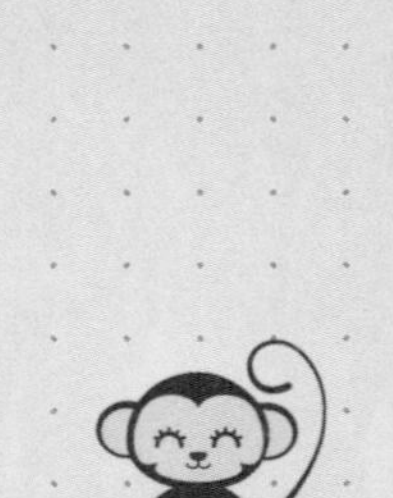

"I miei appunti"

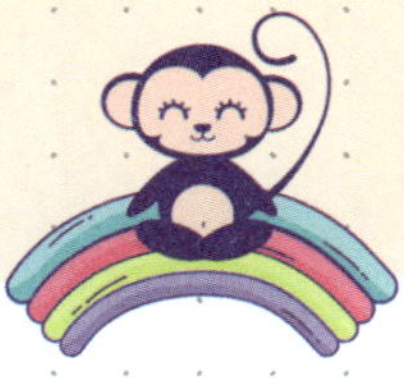

“I miei appunti”

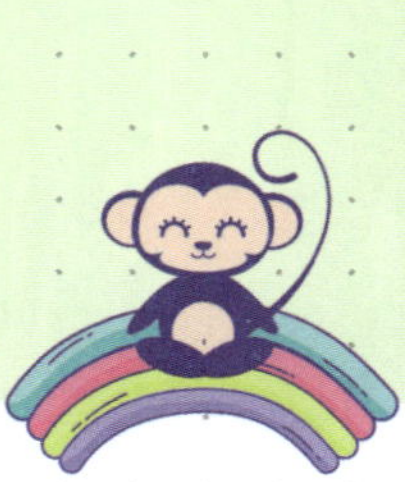

“I miei appunti”

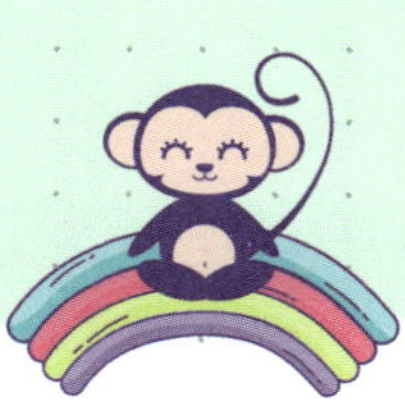

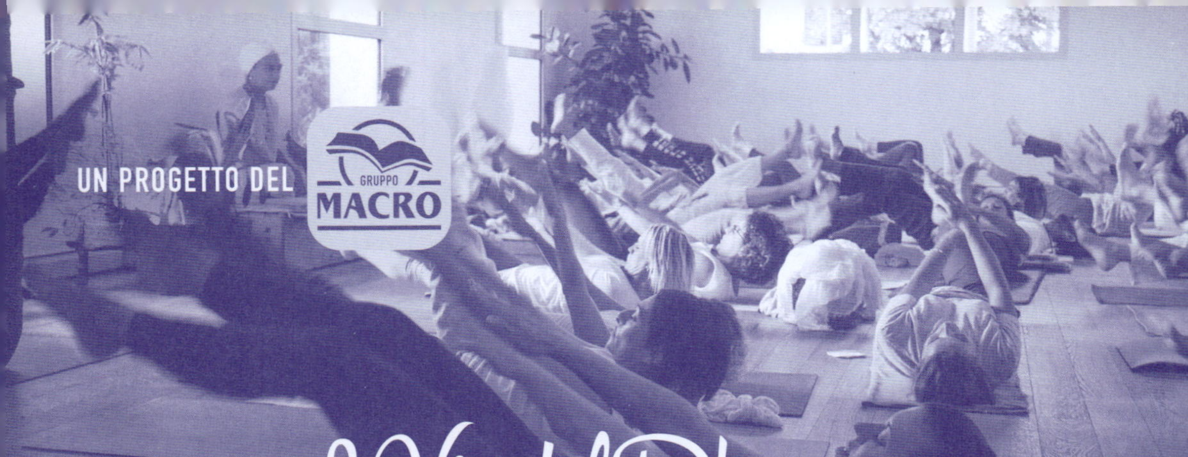

Le Vie del Dharma: i sentieri sono tanti, la meta è una sola

Il progetto Le Vie del Dharma è stato avviato nel 2012 dal Gruppo Editoriale Macro, grazie alla collaborazione con Anna Santoro (Dharma Kaur), insegnante di Kundalini Yoga e grande appassionata di libri.

Il progetto Le Vie del Dharma si propone di divulgare lo yoga e molto altro, con l'intento di raccontare molte "vie", ciascuna con caratteristiche proprie, ma con una una meta comune, senza prendere posizioni che escludano o dividano; anzi, integrando tra loro differenti conoscenze, tecniche e attività rivolte allo sviluppo del benessere e della consapevolezza.

Collana editoriale

Le Vie del Dharma nasce come una collana editoriale dedicata a raccogliere il meglio dei manuali teorici e pratici di yoga, a partire dal Kundalini e dalle principali scuole di yoga con una grande tradizione alle spalle, senza dimenticare di seguire da vicino l'evoluzione della ricerca contemporanea. L'intenzione alla base del progetto editoriale è di realizzare una collana che sia un punto di riferimento in Italia e in futuro anche nei paesi di lingua francese e spagnola.

Il sito

La collana editoriale è affiancata da un sito dedicato: www.leviedeldharma.it

Realizzato da una piccola e affiatata redazione, il portale è la guida online ai sentieri dello yoga: si occupa di diffondere la cultura yogica e ne spiega a curiosi e principianti le origini, la filosofia, le tecniche e i benefici, in modo chiaro e fruibile. Le Vie del Dharma fornisce anche approfondimenti, notizie e formazione per i più esperti e per gli insegnanti.

Il centro

A Diegaro di Cesena, poco distante dalla casa editrice Macro, si trova il Centro Le Vie del Dharma, sede di corsi di yoga, per adulti e bambini, Tai chi, Feldenkreis, percorsi di crescita personale, trattamenti e massaggi ayurvedici, consulenze e conferenze su svariati temi, dall'alimentazione alle terapie olistiche.

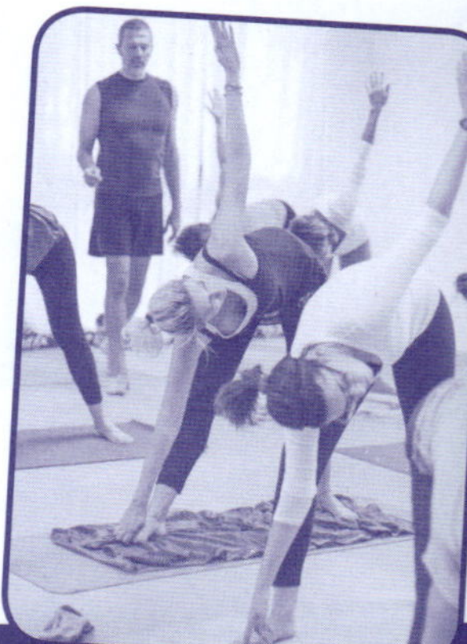

www.leviedeldharma.it

SCHEDA BIBLIOGRAFICA

Bigatti, Sara;
Kraijenbrink, John

La Scimmia Yoga: Diario della Pratica / Sara Bigatti e John Kraijenbrink. Cesena (FC): Macro 2019

304 pp.; 16,5x23,5 cm
(Tecniche Corporee)

ISBN 978 88 9319 920 9

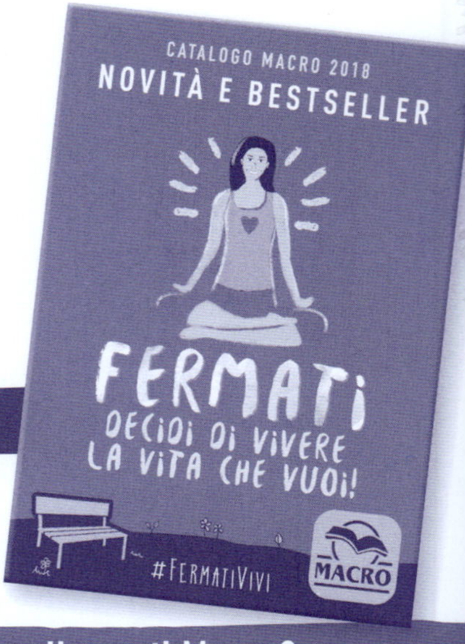

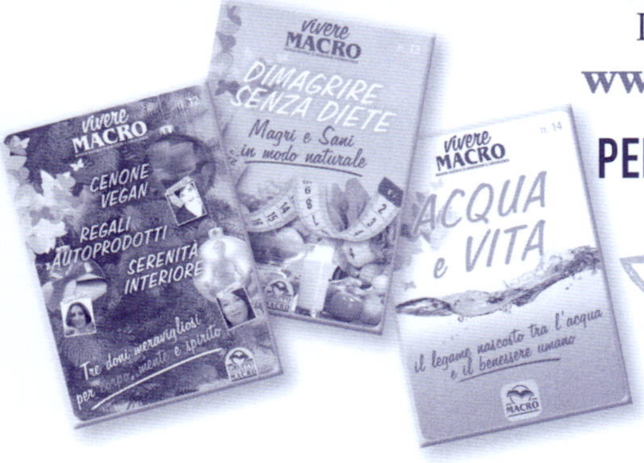